Dr. Miguel Corty Friedrich

Die Banerji-Protokolle in der medizinischen Praxis

edition winterwork

Bibliografische Informationen der Deutschen Nationalbibliothek:
Die Deutsche Nationalbibliothek verzeichnet diese Publikation in der Deutschen Nationalbibliografie. Detaillierte bibliografische Daten im Internet über http://www.d-nb.de abrufbar.

Impressum

Dr. Miguel Corty Friedrich, »Die Banerji-Protokolle in der medizinischen Praxis«
www.edition-winterwork.de

Satz: Thomas Marquardt
Umschlag: Thomas Marquardt
Titelbild: Bruno Glätsch (Pixabay)
Druck und Bindung: winterwork Borsdorf

ISBN 978-3-96014-630-8

Dr. Miguel Corty Friedrich

Die Banerji-Protokolle
in der medizinischen Praxis

Therapieprotokolle homöopathischer Mittel
zu 300 häufigen Erkrankungen und 30 Tumorarten
nach Banerji

edition winterwork

Inhalt

Vorbemerkungen

Vorwort von Dr. Corty

Nach drei Jahren intensiver Seminararbeit mit den Banerji Protokollen™ gegen Krebs wurde ich gebeten, auch den durchaus größeren Teil von Prasantas Arbeit auf Deutsch zugänglich zu machen, die Vorschläge zur Therapie mit homöopathischen Mitteln bei allen Krankheiten, die für gewöhnlich in der Praxis erscheinen.

Prasanta hatte mich im Herbst 2017 nach einem Mittagessen im schönen Rheinfels bei Bingen zu seinem „Botschafter" des deutschen Sprachraumes für seine Arbeit bestimmt. Unter diesem Aspekt konnte ich mich kaum weigern, diese Aufgabe zu übernehmen. Allerdings starb Prasanta am 17. Mai 2018, nicht überraschend, aber wie immer, wenn ein Genie geht, zu früh. In der Folge spaltete sich die Familie und die richtungsweisende Arbeit litt darunter. So war zum Beispiel unklar, welche Anweisungen von Prasanta weitergeführt werden würden und was nicht. Nach fast einem Jahr des Wartens entschloss ich mich, aus seinem Nachlass ein Werk aufzubauen, in das die Erfahrungen einiger seiner direkten Schüler einfließen sollten ebenso wie die übertragenen und korrigierten Mitschriften seiner vielen Seminare in Spanien, alles natürlich auf der Basis seines 2011 ersterschienen Buches „The Banerji Protocols, a New Method of Treatment with Homeopathic Medicines", in der 2. korrigierten Auflage von 2013.(1)

Doch die ursprüngliche Aufgabe, ein Seminar mit diesem Wissen aufzubauen, gestaltete sich schwierig: Es ist zu viel, als dass man es mal eben vermitteln könnte. Aus einem Seminar wurde ein ganzes Buch.

Nachdem ich seit etwa 10 Jahren die BP™ anwende, habe ich es als sinnvoll erachtet, ein Nachschlagewerk zu schreiben, das mit Index und Übersichtstabellen so anwenderfreundlich wie möglich sein soll. Dabei kommen ganz unterschiedliche Probleme zusammen, die ich als „typischer Merkur" mir erlaubt habe, ergänzend zusammenzufügen.

Oft habe ich mit Prasanta über unsere Theorie der Modernen Signaturenlehre gesprochen(3)(5)(9), und dass er mit seiner Erfahrung viel dazu beigetragen hat, die neue Form diagnostischer und prognostischer Arbeitsweise in der Homöopathie zu stützen. Denn der Mensch erkrankt nicht irgendwie (Schulmedizin), er erkrankt nach seiner Natur (Paracelsus). Hahnemann hatte dies in seinen späten Schriften sehr wohl erkannt, ich vermute stark, dass daraus auch sein Wunsch entstand, die Erkrankungstypen zu ordnen und den „grundsätzlichen Erkrankungsprozess" als einen der Diagnose zu Grunde liegenden Prozess zu beschreiben. Nicht ahnend, dass er dabei war, die „Signaturen im Menschen" zu beschreiben, nannte er dies seine „miasmatische Theorie".

Doch nicht nur das wird in diesem neuen Buch zur Banerji Protokoll Therapie eingefügt, auch die neuen Vorschläge zur Wiederholung und Dosierung der Mittel werden nach den Erkenntnissen von Prof. Dr. E S Rajendran angepasst.(14) Denn: Homöopathie ist eine materielle Wissenschaft auf der Basis von verschüttelten, individuell voneinander getrennten und aktivierten biologischen Nanopartikeln.

Daher verlange ich die Anwendung von korrekt hergestellten homöopathischen Potenzen, am besten handverschüttelt und in den klassischen Potenzen! Selbst das HAB (Homöopathische Arzneibuch) ist zum Teil zu schwach: Wir brauchen hohe, ursprüngliche Wirkstoffqualität und Dosierungen aus Urtinkturen mit alkoholischen Lösungen, die rasch verdampfen und eine große Anzahl von NP auf die Globuli und Granuli übertragen. Leider gilt nach dieser Erkenntnis auch in der Homöopathie: Mehr geben heißt mehr erreichen!

Schließlich habe ich „Schlagwörter" eingeführt. In Spanien, wo ich Homöopathie nach der Methode des CEDH („Centrum" für Entwicklung und Ausbildung der Homöopathie) gelernt habe, ist es üblich, die Mittel bündig zu charakterisieren, statt mit 31 Teilbereichen nach Constantin Hering oder Bönninghausen zu beschreiben. Hoffentlich habe ich dabei ein treffendes Bild zeichnen können.

Ich wünsche allen Anwendern ein erfolgreiches Arbeiten und viele „Aha" Erlebnisse, die unsere Heilmethode spannend machen sollen. Es gibt noch viel zu entdecken! Packen wir´s an!

Dr. Miguel Corty Friedrich
Allgemeine- und Familienmedizin
Homöopath und Begründer der Heptopathie®
Tibi/Alicante im August 2019

Vorwort von Dr. Dane

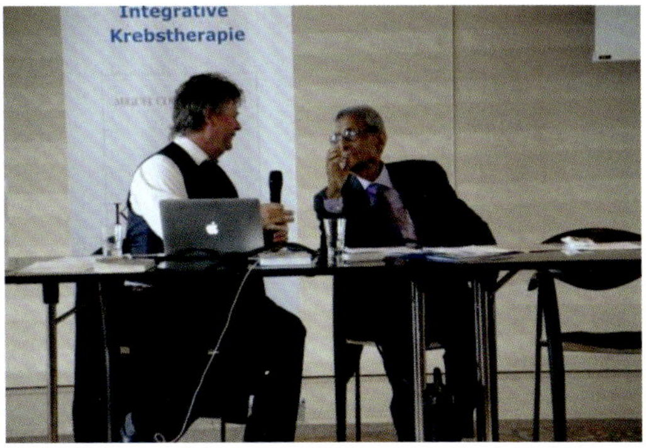

Selten begegnet man im Leben Menschen, die man selber als so bedeutend erkennt, dass man sich auch Jahre später an fast jede gemeinsame Minute erinnern kann.

Wir waren nach Madrid gefahren, weil Miguel dort einen Vortrag auf dem Kongress der Gesellschaft für Homöopathie halten sollte. Der Ehrengast kam aus Indien und war mit seiner ganzen Familie angereist. Miguel sprach über die Signaturenlehre in der Homöopathie und Prasanta Banerji über Heilung von Krebs. Der Vortrag wurde simultan übersetzt und bedeutete für unsere Praxis ein Davor und Danach Erlebnis. Hier fand sich ein authentischer Schlüssel zur Heilung.

Beim Essen wurden wir der Familie Banerji zugeteilt, weil die Spanier sich mit Englisch sehr schwertun. Bei dieser ersten Begegnung schon konnte ich beobachten, wie stark Miguel und Prasanta harmonierten.

Beide sind Merkur geboren, redefreudig bis zur Atemlosigkeit, leidenschaftlich ihrem Thema zugetan, hemmungslos und furchtlos in ihren Äußerungen, ganz gleich welcher Feind mithört. Unruhige Geister, die mit den Flügelschuhen des Götterboten durch die Weltgeschichte rasen. Prasanta wandte sich Miguel zu wie einem Lieblingsschüler, später mehr noch fast wie einem Sohn, dem er sein Erbe anvertraute.

Wir erfuhren, dass die Familie regelmäßig in Spanien Urlaub machte, weil Prasanta das Klima, die bunte Fröhlichkeit Andalusiens und das Essen so gut gefielen. Speisen aus aller Welt wurden auch bald zum Lieblingsthema zwischen ihm und Miguel, der ein sehr begabter Hobbykoch ist und mir damit schon als Studentin das Leben gerettet hat.

Prasanta war wie viele wirklich wichtige Menschen unprätentiös. Er brauchte keine Erste Klasse Flüge und keine teuren Statussymbole, seine natürliche Autorität nährte sich ganz aus seiner Hingabe an die Patienten und seiner Arbeit. Er lachte gern, trug bunte, merkuriale Krawatten, nahm oft genug kein Geld für seine Vorträge, konnte sich dann aber sehr ärgern, wenn auf einer solchen Veranstaltung noch das Wasser teuer bezahlt werden musste.

Daher war sein Eindruck von Deutschland, wo Geiz und Geld so wichtig geworden sind, auch alles andere als positiv. Wenn er trotzdem eine letzte Reise nach Mainz unternahm, dann weil er es für Miguel getan hat, der seinen ersten Krebskongress ausrichtete und die Banerjiprotokolle in Verbindung mit ihrer Erklärung durch die Signaturenlehre vorstellen wollte. Prasanta war zu diesem Zeitpunkt schon sehr krank, doch um ihn herum war ein leuchtendes Fluidum, das jeder der Teilnehmer sofort wahrgenommen hat. Sein Vortrag war sehr schwer verständlich, aber Miguel hat mehr gefühlt als übersetzt, was Prasanta sagen wollte, und so konnte jeder, der dabei war, an Prasantas Wissen teilhaben.(10)

„Ich zeige euch, was funktioniert, ihr könnt ja erklären warum" waren seine Worte. Genau das tun wir, indem wir die Signaturenlehre mit den Banerjiprotokollen verknüpfen.

Wir hoffen, dass dieses Buch vielen Therapeuten bei der Arbeit behilflich sein wird.

Dr. Michaela Dane
Tibi/Alicante im August 2019

Wie ich Prasanta kennenlernte

Noch bevor ich Prasanta und Pratip Banerji in Madrid kennenlernte, hatte ich bereits einiges über ihn gehört. Es hieß, er habe einen Preis von 1 Million US Dollar gewonnen, weil es ihm gelungen sei, das Kind eines amerikanischen Millionärs von einem Gehirntumor zu befreien.

Abgesehen von solchen Mythen ging unserem Kennenlernen natürlich die Kenntnis seiner Arbeit voraus. Die Firma BOIRON® organisierte seit Jahren Seminare, in denen Vater und Sohn ihre revolutionäre Methode der Heilung bei Krebs präsentierten. Doch schon seit 2005 stellten beide auch die „Protokolle der Allgemeinmedizin" vor, noch lange vor dem Erscheinen des Buches „The Banerji Protocols". Es zirkulierten einige Abschriften von Seminarmitschriften aus Madrid und Barcelona, die schließlich von den Dozenten des CEDH (Zentrum für Ausbildung und Entwicklung der Homöopathie, Spanien) vereint und an homöopathische Ärzte ausgegeben wurden(9). So gelangten sie auch zu mir.

Prasanta hatte bereits seine geliebte Frau verloren und reiste mit der ganzen Familie, meist zurück aus USA, via London und Madrid. In London gab er ebenfalls Seminare wie in Spanien, geleitet von seiner Mitarbeiterin Dr. Nimisha Parekh („Narayani remedies"). Nach London kam Madrid und dann Málaga: sein bevorzugtes Feriendomizil bei Torremolinos, wo er mit Familie ein bis zwei Wochen Erholung suchte, bevor es zurück an die schweißtreibende Arbeit in Kalkutta ging.

So lernte ich Prasanta, seine beiden Kinder und deren Ehepartner und älteste Enkeltochter kennen. Das erste Treffen war nicht lang, aber lang genug für mich, um zu verstehen, dass dieser Mensch etwas gefunden hatte, das sehr kostbar sein sollte: einen autentischen Schüssel zur Heilung von Krankheit! Nichts an Prasanta war doppeldeutig, unklar oder verschroben: Alles war einleuchtend, verständig, klar und effektiv. Nicht so sehr seine chaotische Art, das alles auszudrücken, oder sein schreckliches indisches „noch schlimmer als sonst" Englisch, was es vielen Menschen erschwerte, Zugang zu ihm zu finden. Aber auf eine verblüffende Art verstand ich ihn immer sehr genau und hatte nie ein Problem, mit ihm zu kommunizieren, gerade so, als seien unsere Worte nur Schall, und das Gespräch fände inzwischen auf einer anderen Ebene statt.

Wenn Prasanta es wollte, konnte er sehr eindringlich und sehr beeindruckend sein. Er war eben ein forschender, suchender und erklärender „Merkur“, mit Flügeln an den Füßen, immer schon weiter auf seiner nie endenden Reise um die Weltkugel.

Heute setzt sein Sohn, Dr. Pratip Banerji, diese Reise fort. Sein Privatseketär teilte mir im Frühjahr 2019 mit, Pratip sei in den letzten 12 Monaten über 30-mal in die USA geflogen, wo er verschiedene Studien und Forschungsprojekte leitet, die unmittelbar mit den „Banerji Protocols of treatment“ zusammenhängen.

Ich wünsche ihm weiterhin alles Gute, und möge er uns auch in Zukunft viele hilfreiche und überzeugende Therapievorschläge bringen.

Was die Banerji Protokolle sind

Die Banerji Protokolle™ sind ein in USA geprägter Name für eine leicht zu lernende Methode, bei der mit homöopathischen Heilmitteln Krankheiten bekämpft werden.

Dabei bemühte sich Dr. Banerji, eine Therapiekombination zu finden, die im ersten Durchgang bei einer Erkrankung etwa 80% der Fälle deutlich verbessert. Falls die passende Entwicklung ausbleibt, schlägt er eine zweite, oft auch eine dritte Kombination von Mitteln vor.

Dabei ist ausschlaggebend für die Anwendung, dass die richtige Diagnose vorliegt. Die Diagnose muss nicht zu 100% korrekt sein, aber Art der Erkrankung und Organ und Auswirkung (Prognose) sollten zur gewählten Beschreibung passen. So ist es zum Beispiel unerheblich für die Anwendung eines Banerji Protokolls, ob der Patient an einer Hepatitis Typ B oder Typ C leidet: Es ist eine virale Hepatitis mit wahrscheinlichem Ausgang einer zyrrhotischen Umwandlung der Leber und begrenzter Lebenserwartung. In allen solchen Fällen kann das entsprechende Protokoll angewendet werden.

Der Begriff „Protokoll“ stammt aus dem Amerikanischen und bedeutet hier, dass immer dieselbe Kombination von Mitteln verwendet werden sollte. Dr. Banerji sprach mit dem Leiter des Gesundheitsausschusses zur Prüfung komplementärmedizinischer Methoden (Prof. Dr. Geoffrey White) über die Einführung seiner Medizin in den USA, woran diese sehr interessiert waren. Doch in einigen Bundesstaaten war die Homöopathie als solche verboten, in anderen (wie zum Beispiel Kalifornien) durfte man nicht Arzt und Homöopath gleichzeitig sein, da das ein konzeptueller Widerspruch sei, wie es damals (1999) hieß. Darauf sagte Dr. White: „Nennen Sie es doch einfach „The Banerji Method of Treatment“, dann ist es keine Homöopathie mehr!“.(15) Daraus wurde dann „Banerji protocols“.

Bei meiner Frau, Dr. Michaela Dane, wurde Anfang 2005 auf Anregung des Ullstein Verlags ein wissenschaftliches Werk über das Wirken des Paracelsus aus moderner Sicht bestellt.(5) Dabei zeigte sich: Die Erkenntnisse des Paracelsus zur Signaturenlehre waren nicht nur nachvollziehbar, sondern äußerst logisch und von immer wiederkehrenden Bildern untermauert.

Gemeinsam entwickelten wir daraufhin ein neues System der Zuordnung von Signaturen und stellten rasch fest, dass sich bestimmte Erkrankungen derselben Signaturen häuften. Unter den naturmedizinischen Anwendungen und homöopathischen Beschreibungen häuften sich die Anzeichen, dass der Prozess („die Natur"), nach der ein Mensch erkrankt, immer wieder identisch war mit der „Natur des Mittels", mit dem man erfolgreich therapieren konnte.

Die Banerji Protokolle bringen diesen Zusammenhang auf eine ungeahnte Spitze. Es ist vermutlich allein der ungeheuren Menge an Daten, 1200 Patienten am Tag, 365 Tage im Jahr, 60 Jahre lang, zu verdanken, dass es zu einer solchen Auslese der sinnvollsten Behandlungen kommen konnte, dass allein durch „try and error" so etwas wie passende Kombinationen zwischen Mitteln und Potenzen entstanden.

Das ist es, was uns als „Banerji Protokolle™ " bekannt ist. Und der Erfolg gibt Dr. Banerji Recht – die folgende Übersicht zeigt seine Erfolgsrate über die letzten zehn Jahre Krebsbehandlung:

Krebsart	Fallzahl	Verbessert (in %)	Statisch (in %)	Schlechter/ Verstorben (in %)	Therapie abgebrochen (in %)
Blase	465	51	33	4	2
Cervix	961	52	36	9	3
Darm	804	50	37	10	3
Gallenblase	1513	48	40	10	2
Gehirn	4584	62	25	10	3
Knochen	203	47	35	14	4
Leber	923	35	38	18	19
Magen	1422	45	37	9	9
Mama	2123	47	38	13	2
Niere	306	60	26	10	4
Ovarien	586	51	33	9	7
Pankreas	424	47	37	12	4
Schilddrüse	299	57	34	10	3

Tab. 1: Krebspatienten zwischen 2006-2015, ohne jede Vorbehandlung, ausschließlich Durchführung von BP Therapie

Das Gesamtaufkommen von Patienten in der PBHRF-india ist natürlich wesentlich höher als diese Zahlen, aber für diese Ergebnisse wurden nur Fälle berücksichtigt, bei denen keine gleichzeitige oder vorhergehende Therapie nach schulmedizinischem Standard durchgeführt wurde.

In unserer Praxis und im vorliegenden Werk wird die sinnvolle Anwendung der BP™ durch die passende Signatur der Mittel ergänzt. Sofern der Anwender die Signatur des Patienten kennt, also „seine Natur" erkennen kann, gewinnt er so einen unschlagbaren Schatz an rasch greifenden Therapieoptionen, die mit Mitteln der passenden Signatur ergänzt und wesentlich beschleunigt werden können.

Ich wünsche allen Anwendern viel Erfolg und Freude an den Erkenntnissen, die wir einem so außergewöhnlich wie genialen Menschen wie Dr. Prasanta Banerji verdanken.

Was dieses Buch ist

Die original Banerji Protokolle™ sind im Laufe von 90 Jahren entstanden. Eine Familie von Homöopathie begeisterten Pionieren in Indien folgte den Weisungen eines deutschen Missionars und Entwicklungshelfers, John Martin Hoenigberger.

Hoenigberger war in Paris noch 1835/36 von Hahnemann selbst in die Homöopathie eingeführt worden, vermutlich auch in die damals neueste Entwicklung des Meisters mit der um 1835-39 geschriebenen 2. Auflage der „Chronischen Erkrankungen" und auf dem Hintergrund der zur selben Zeit entstandenen 6. Auflage des „Organon". Sein Wissen war möglicherweise weiter entwickelt als die bis dato in Deutschland bekannten ersten Ausgaben des "Organon", in denen den Homöopathen noch viele Restriktionen bei der Suche nach dem besten Mittel und der Gabe der Medikation auferlegt wurden.

Hoenigberger wanderte als „Missionar" an den Hof des Maharadschahs Ranjit Singh in Lahore, wo er 1852 das erste Lehrbuch der Homöopathie in Indien veröffentlichte.[(1)]

Der Urgroßvater der Banerjis war Pandit Ishwar Chandra Vidyasagar, ein sehr bekannter Mann in Indien, der von besagtem Missionar zwischen 1862 und 1865 die Homöopathie erlernte. In der Familienchronik steht zu lesen, dass er ab 1863 die Heilmethode anwendete.

Dr. Pareshnat Banerji, Vater und Ur-Großvater zu den heutigen Doktoren Banerji, studierte 1910 Medizin an der University of Calcutta und arbeitete von 1918 bis 1971 als homöopathischer Arzt in Mihijam. Ihm folgten Vater Prasanta Banerji (1933-2018) und sein Sohn, der heutige Leiter der Klinik, Dr. Pratip Banerji.

Spätestens ab den 30-er Jahren war Großvater Banerji klar, dass er die bis zu 500 Patienten am Tag nicht „individualisiert" behandeln konnte: Entweder er erfand ein System, Diagnose und Therapie zu vereinfachen, oder die meisten seiner Patienten blieben ohne Behandlung.

So leitete er aus der Erfahrung endloser Ströme von Patienten ein Schema ab, nach dem bei sich wiederholende Diagnosen eingangs immer mit denselben Mitteln behandelt wurde.

Vielleicht wollte er zunächst nur möglichst vielen Menschen eine Behandlung geben und zu einem späteren Zeitpunkt noch einmal auf den Einzelfall zurückkommen. Aber Tatsache war, dass in 80% der Fälle die Beschwerden mit dem „Standardmittel" besser wurden. So entstand mit der Zeit ein Erfolgsmuster von „80% Besserung in den ersten Wochen".

Prasanta Banerji trat mit der weiterentwickelten Form dieser Therapieoptionen etwa 1976 an die Öffentlichkeit. Es brauchte 20 Jahre, bis 1996, als er in die USA eingeladen wurde, um den Erfolg dieser Methode zu beweisen. Besonders die erstaunlichen Erfolge bei Krebs ließen die Herzen höherschlagen.

Eine spezielle Kommission der Gesundheitsbehörde der USA sollte feststellen, ob die Banerjis Scharlatane oder bahnbrechende Visionäre seien. Es wurde das Zweite. In der Folge passten die USA ihre in Bezug auf Homöopathie sehr restriktive Legislation an und beschlossen, homöopathische Behandlungen für viele Krankenhäuser als „alternative Therapieoption" zuzulassen. Genau das Gegenteil von dem, was wir seit einigen Jahren in Europa erfahren müssen.(2)(3)

Um den Schock über diese erstaunliche Veränderung in der Medizin etwas abzumildern, änderte man den Namen der Therapie von „Homöopathischer Therapie nach Diagnoseschlüsseln von Dr. Banerji" ab in den Begriff „The Banerji Protocols" und gab ihnen eine ™; „Trade-mark", eine eingetragene Schutzregistratur. Im Anschluss bat man die Banerjis, doch auch gleich ein medizinisches Konzept für die Raumfahrt vorzuschlagen.(4) Kügelchen kann man mitnehmen, 1000 Pharmaprodukte leider nicht...

Wenn die Banerjis auf der Rückreise ihrer sehr anstrengenden Amerikareisen waren, stoppten sie zuerst in London und dann in Madrid, wo sie Seminare gaben und anschließend 8 Tage Urlaub an der Costa del Sol machten. So kamen die Banerji Protokolle nach Spanien, lange bevor sie den Weg nach Deutschland fanden.

Die BP™ beruhen auf der wiederholten Einnahme von homöopathischen Produkten, deren spezielle, homöopathische Indikationsbeschreibung, besonders in der Kombination von Mitteln, die meisten der vom Patienten beschriebenen Symptome abdecken soll.

Damit brechen die Banerjis mehrere „Regeln der klassischen Homöopathie“:

- Sie geben die Mittel nach der Beschreibung der Erkrankung, nicht nach der Beschreibung des Patienten.
- Sie wiederholen die Einnahmen, bis hin zu „alle 30 Minuten in akuter Verschlechterung“.
- Sie mischen 2 bis 4 Mittel je nach Diagnose.
- Sie benutzen die homöopathischen Mittel wie Heilmittel, nicht wie „Energieträger“.

Weitere Forschung sollte ihnen Recht geben:

Prof. E. S. Rajendran konnte in allen klassisch hergestellten Potenzen Nanopartikel nachweisen, in Form, Größe und Menge unterschiedlich, in jeder Potenz. Er konnte nachweisen, dass eine C6 nichts gemein hat mit einer C30 oder einer C1000.(14)

Verschiedene Arbeitsgruppen auf der ganzen Welt konnten eine Wirkung beim Patienten auf die Einnahme homöopathischer Kügelchen nachweisen, weit über die viel zitierten „Placebo-Effekte“ hinaus.

- Es wurden biologische, genetische und Zellbotenstoff-Regelkreise gefunden, die endlos viele Erklärungen zur Wirkung der homöopathischen Stoffe möglich machten.
- Forschungen an Nanopartikeln zur Anwendung in der Medizin konnten ähnliche Verteilungen, spezielle Wirkungen an unterschiedlichen Geweben und verschiedene Absorptionen und Verteilungsmuster aufzeigen, die der Verteilung und Wirkung homöopathischer Medikamente sehr ähnlich sind.
- Homöopathie ist eine materielle, eine „stofflich nachweisbare“ Medizin!
- Die Homöopathie wurde zur modernsten Nanomedizin der Welt.

Wir wenden in unserer Praxis in Alicante/Spanien seit etwa 2004 die Banerji Protokolle an. Sie wurden von führenden Homöopathie-Produzenten verbreitet, zunächst als Abschriften der Seminare der Dres. Banerji in Madrid und Barcelona.(11)

Später, um 2013 erreichte uns das Buch „The Banerji Protocols; A New Method of Treatment with Homeopathic Medicines". [1]

Leider gab es dies bisher nur auf Englisch, dazu ein schwer verwendbarer Thesaurus und verwirrende Einnahmeanleitungen. Im Laufe der Zeit nahm ich mir vor, die Anweisungen neu zu ordnen, mit den bekannten Anweisungen zu vergleichen, zu ergänzen, und einem breiten Publikum zugänglich zu machen, zusammen mit meiner persönlichen Erfahrung zu einigen Krankheitsbildern. Diese letzteren könnten allein ein Buch füllen, was aber der Übersicht und Anwendbarkeit sehr schaden würde. Daher habe ich sie auf ein einziges Kapitel beschränkt.

Ich sage in meinen Seminaren immer: „Ich kann euch erklären was Prasanta Banerji gemeint hat, aber ich kann euch nicht all sein Wissen vermitteln, noch beibringen, ein guter Therapeut zu sein. Das müsst ihr selber lernen."

Zur Typisierung der Patienten nach festgelegten Mustern

Es gibt unzählige Worte, Namen und Bezeichnungen wie „Signaturen“, „Archetypen“, „Charakterisierungen“. Die älteste bekannte Medizin der Welt benutzte bereits derartige Klassifizierungen, um die Patienten und deren Krankheitsverläufe besser verstehen und damit besser vorhersehen zu können.

Es taucht in den „Veden“ des Sanskrit auf, und nennt sich dort „Prakriti“: die Lehre der Konstitution. Im Thao (Dhao) des alten China beschreibt es den „richtigen Weg durchs Leben nach den Konstitutionstypen der Menschen“. In Ägypten sprach man von den „7 Signaturen der alchemistischen Medizin“. Elemente, Körpersäfte (Hippokrates), Anzahl der Doshas, es gibt zahllose Charakterisierungsversuche zur Typologie des Menschen. Die konkrete Zahl (4,5,7) stimmt nicht immer überein, aber der Konsens ist dieser: *„Es gibt 7 Konstitutionstypen und deren Vikriti-Dosha Störungen“*. So steht es schon in den Veden, so steht es bei den Ägyptern, den alten Griechen, bei Paracelsus, dem berühmtesten Arzt des Mittelalters.

Nur weil eine kommerzielle Medizinproduktion zur Anwendung bei ALLEN Menschen immer das GLEICHE zum Verkauf anbietet, heißt dies nicht, dass alle Menschen gleich sind.

In seinem Werk „Die Chronischen Krankheiten“ von Dr. chemicus medicus Samuel Hahnemann geht es im Grunde um die „Konstitutionen“, um ein Erkennen des „Grundleidens“, was die homöopathischen Eigenschaften des Individuums beschreiben soll. Hier ist es: Die Miasmen sind nichts anderes als die 7 Typologien nach den Veden. Bislang hat noch niemand das „Rad neu erfunden“.

Mit der Ordnung der Mittel in 7 Kategorien möchten wir helfen, alle bisher beschriebenen Krankeitsordnungen und Therapiekonzepte in ein gemeinsames System zu bringen. Wir nennen es: **Die Heptopathie**®.

Dazu gibt es Seminare, Weiterbildungen und Veröffentlichungen, die sich auch im Internet finden lassen.(16)

Abkürzungen und Erläuterungen

Homöopathische Mittelnamen:
In den meisten Fällen wird die übliche Kurzform der lateinischen Namen für homöopathische Mittel verwendet. In den meisten Beschreibungen erlaube ich mir, die Namen zum besseren Verständnis auszuschreiben.

Verdünnungsstufen:
Dr. Banerji verwendet die in Indien üblichen Verdünnungen. Dazu zählen: C6, C30, C200 und C1000 (oder M).

Schüsslersalze werden in Deutschland als D6 ausgegeben, in Indien als D3. Dabei entsteht die alte Diskussion, ob es sich um homöopathische (verschüttelte) Potenzen handelt oder um spagyrische (veraschte Potenzen). Dr. Banerji sagte dazu: „Wenn ich sage „2 x täglich 2 Tabletten“ meine ich Schüsslersalze“.

UT: Urtinktur: In einigen Fällen ist eine solche Tinktur in Deutschland (Schweiz, Österreich) nicht verfügbar (z. B.: Aconitum!) In dem Fall sollte die nächstmögliche Verdünnungsstufe verwendet werden. Logischerweise ist die Wahrscheinlichkeit einer positiven Reaktion auf das Mittel umso größer, je näher, je präziser das ursprüngliche Protokoll eingehalten wird!

Protokoll „A“, „B“, „C“: bezeichnen die jeweils 1. Wahl, 2. Wahl oder 3. Wahl.

Dabei ist unbedingt zu beachten:
Dr. Banerji war bei seinen Beobachtungen die „Signatur“ des Patienten nicht bekannt. Er musste immer bei „1“ beginnen, um dann mit „2“ oder „3“ weiterzumachen. Wir haben heute den Vorteil, dass wir die Natur des Patienten kennen und berücksichtigen können.

Wenn die Natur eines Patienten bekannt ist, also zum Beispiel „1“ ist, und unter den genannten Mitteln zu einer Erkrankung findet sich ein Mittel mit der Zuordnungsnummer „1“, sollte dieses Mittel immer zur Therapie hinzugefügt werden, egal an welcher Stelle das so bezeichnete Mittel steht!

ADD:
Mit der Bezeichnung „ADD“ führe ich all die besonderen Umstände an, die Dr. Banerji als Erläuterungen zu seinen Mitteln anführte. Wenn er also sagte „bei

starken Schmerzen sollte Hypericum C200 mit Belladonna C3 zusätzlich gegeben werden", so findet man unter ADD: „Bei Schmerzen: Hypericum C200 1/12h & Belladonna C3"

Dosierung
Die meisten Mittel werden 2 x täglich gegeben. Das bezeichne ich mit „1 Gabe/12h".

Bei einigen Mitteln wird die Substanz einmal alle 2 Tage, einmal pro Woche, oder maximal alle 20 Minuten gegeben. Das ist dann entsprechend gekennzeichnet.

Dabei ist zu beachten:
Seit Prof. Rajendran die Natur homöopathischer Mittel als Nanopartikel nachweisen konnte, wird deutlich, dass die Menge der Gabe und die Herstellung des Mittels (aus echten Ursprungssubstanzen) entscheidend ist.

In Indien werden höhere Konzentrationen als Ausgangssubstanz eingesetzt und höhere alkoholische Verdünnungen verwendet, was zu raschem Trocknen der Granuli führt. Auch werden kaum Globuli (Streukügelchen) verwendet, sondern die großen (Nummer 7) Zuckergranuli mit dem Mittel getränkt. Wir können davon ausgehen, dass in einer Gabe indischer Granuli mehr Nanopartikel enthalten sind als in 3 - 4 deutschen Streukügelchen. Wesentlich mehr! Der Effekt sollte also aus rein materieller Sicht größer sein. Ich bin kein Anhänger der „Schwingungs- oder Energie-Theorie" homöopathischer Wirkungsweise. Ich wiederhole gern: Mehr hilft mehr! Daher neige ich dazu, die Gaben klar höher zu dosieren als in den indischen Originalangaben.

Dosierung
Streukügelchen: 1 Gabe entspricht etwa 10 – 12 Kügelchen
Granuli (Kugeln Nr. 7): 1 Gabe entspricht etwa 2-3 Kugeln
Tropfen: 10 Tropfen entsprechen einer Gabe, sofern nicht anders angegeben
Tabletten: Bezieht sich im Allgemeinen auf „Schüssler Salz" Tabletten. Im Normalfall werden 2 Tabletten als 1 Gabe verwendet, bei Blutungen entsprechen bis zu 5 Tabletten einer Gabe.

Namensgebung der Mittel: In den meisten Fällen wird die gebräuchliche lateinische Abkürzund des Mittels verwendet.

Homöopathie als Nanomedizin

Durch Prof. Rajendran wurde klar, dass die unterschiedlichen Potenzen einer Substanz tatsächlich unterschiedliche Mittel bedeuten. Sie variieren je nach Potenz in Form und Elementzusammensetzung. Im Elektronenmikroskop wurde sichtbar, dass z. B. Goldpotenzen mal den platonischen Körper Oktaeder, mal den Lebensbaum zeigen, während Eisen mal die Form des platonischen Körper Kubus, mal kleine Röhren annimmt.

Mindestens so wichtig sind die Ergebnisse im Massenspektrometer, wo die C30 Potenz die reinsten Anteile der Elemente zeigt, während bei C200 und C1000 immer mehr zusätzliche Elemente auftauchen, die den Charakter des Mittels komplexer gestalten.

Durch Jan Scholtens Interpretation des Periodensystems der Elemente(18) wissen wir auch, dass einem Mittel durch jedes chemische Element, das zusätzlich auftaucht, neue Eigenschaften hinzugefügt werden.

Die Arbeit von Prof. Rajendran ist in dem Buch „Nanodynamik“ erstmalig auf Deutsch erschienen.(14)

Auf den folgenden Seiten zeigen wir hierzu zwei prägnante Beispiele.

Beispiel 1: Aurum met

Bild von Aurum met C30

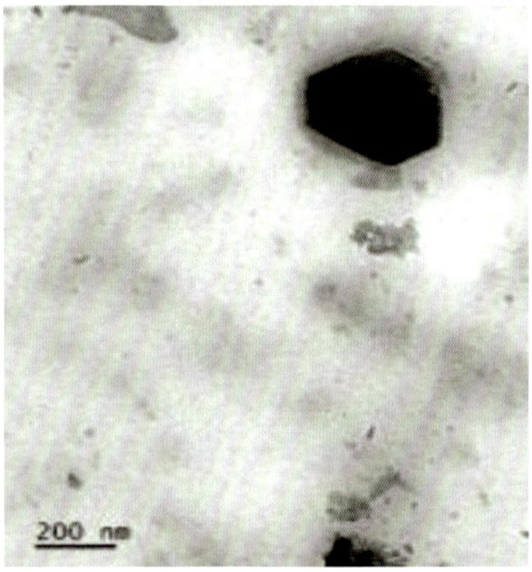

Bild von Aurum met C1000

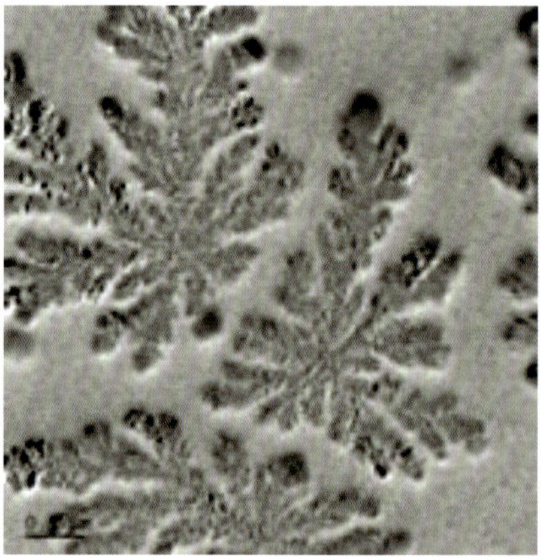

Elementzusammensetzung:

<u>Aurum metallicum C30</u>
Partikelgröße: 3 nm – 366 nm

Elemente	Au	Cu
Prozentanteil	89.66	10.34

<u>Aurum metallicum C1000</u>
Partikelgröße: 5 nm – 50 nm

Elemente	**Au**	**O**	**Al**	**Si**	**K**	**Fe**	**Cu**	**In**	**Hf**
% Anteil	**1.24**	**8.39**	**15.63**	**18.48**	**2.06**	**1.04**	**32.52**	**8.93**	**11.68**

Beispiel 2: Ferrum met

Bild von Ferrum met C30

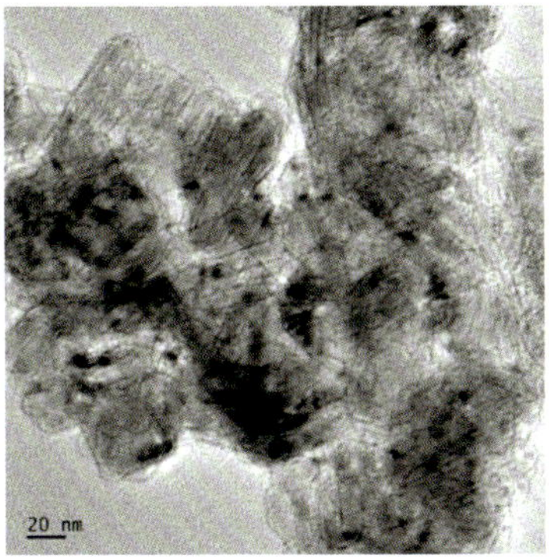

Bild vonFerrum met C1000

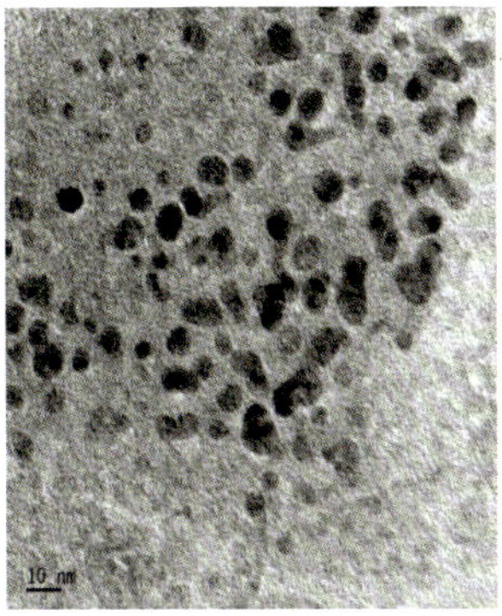

<u>Ferrum metallicum C30:</u>
Partikelgröße: 1,8 nm – 9,7 nm

Elemente	Fe	B	Hf	Cu
%	0.10	60.89	28.12	10.89

<u>Ferrum metallicum C1000</u>
Partikelgröße: 5 nm – 50 nm

Elemente	Fe	B	C	N	Mg	Si	Cu
%	0.29	69.10	15.93	10.35	1.12	1.59	1.57

(Die Kupferanteile könnten auf Verunreinigung durch das Kupfergrid in der Elektronenmikroskopie zurückgehen, für die restliche Elementaufspaltung fehlt noch jede Erklärung, bis auf die, dass im Allerkleinsten, also dem Nanobereich, quantische Effekte auftreten.)

Über die Signatur

Angaben zur Signatur („seiner Natur“) des Patienten und der Mittel

Zur Bestimmung der Signatur des Patienten verweise ich auf unsere Arbeit zur „Heptopathie“.(6)(8)(10)(12)

Im vorliegenden Werk wird hinter dem Mittelnamen und seiner Potenz eine Ziffer in Klammern angegeben. Diese Ziffer bezeichnet den biologischen Typ, die Klassifizierung des Mittels. Es gibt 7 unterschiedliche biologische Reaktionstypen.

Jede Typologie spricht vorzugsweise auf ein Mittel desselben Reaktionstypus an. In der „energetischen Medizin“ spricht man gern von „Resonanzphänomen“ oder „Wiedererkennung“ des Themas, mal als Konflikt, mal als Resonanzmuster zur Einleitung eines Heilungsprozesses.

Die Signaturziffern sollten nach Möglichkeit zur Diagnose und zum Patienten passen. Das wird mit Sicherheit nicht immer der Fall sein. Es ist allerdings zu erwägen, ob die Diagnose stimmen kann, wenn sich bei der besagten Diagnose kein Mittel findet, das zum Patienten passen will.

Der Mensch als kleines Sonnensystem

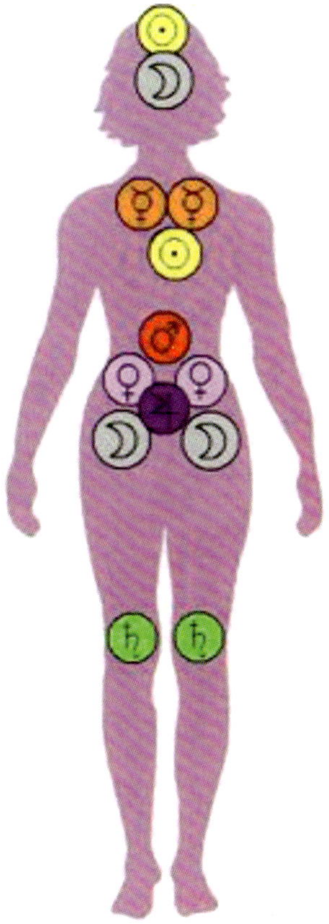

Die Organe, Stoffwechselfunktionen und auch die kognitiven Fähigkeiten haben nach Paracelsus ebenso wie die komplette Materie eine Signatur.

Daher sind die verschiedenen Organe jeweils einem Himmelskörper zugeordnet. Soll ein erkranktes Organ geheilt werden, verwendet man gerne ein Mittel gleicher Signatur bzw. dessen Thema.

Von Sonne bis Saturn gibt es sieben Signaturen mit der entsprechenden Ziffer.

Da die Banerjimittel eine der sieben Signaturen haben, sind alle Mittel in Klammern mit der entsprechenden Ziffer bezeichnet worden.

Der Mensch trägt in sich alle Signaturen und kann entsprechend auch Mittel aller Signaturen brauchen, doch wird er, je nachdem wie seine eigene Natur beschaffen ist, eher mit den Mitteln seiner Signatur harmonieren. Das kann dazu führen, dass der Therapeut sich vielleicht von Beginn an für Protokoll B oder C entscheidet oder zumindest ein Mittel passender Signatur dem A Protokoll hinzufügt.

	Struktur Ebene	Metabol. Ebene	Geistige Ebene	Sinn
Sonne ☉ **1**	Herz Augen Nerven	Neurol. Information Aktion / Reaktion Fettstoffwechsel	Bewusstsein Lebensenergie	Optisch
Mond ☽ 2	Gehör Pankreas Epiphyse	Fruchtbarkeit Energie: Zuckerhaushalt	Gemüt Spiritualität	Akustisch
Merkur ☿ 3	Atemwege Schleimhäute	Austausch (Luft, Blut…) Schleimhäute Entzündung	Esprit Sprache	Geschmack
Mars ♂ **4**	Magen Darm BlutGefäße Muskeln	Aufbau Wundheilung Sympaticus	Disziplin Regeneration Willenskraft	Geruchssinn
Venus ♀ **5**	Niere Blase Haut	Abwehr – Reinigung Proteinhaushalt Parasympaticus	Krampf Emotivität Sucht	Tastsinn
Jupiter ♃ 6	Endokr Drüsen Stamm/Kleinhirn Leber	Hormone Kontrolle Metabolismus	Gleichgewicht Sozialverhalten	Magnetsinn, Orientierungssinn
Saturn ♄ 7	Knochen, Milz, Haare Zähne, Nägel Hyppocampus	Gedächtnis Speicherung Organische Abnutzung	Logik Intuition	Sogenannter “7. Sinn”

Signatur / Typologie 7

Die große Mehrheit schulmedizinischer Medikamente tragen die Ziffer (7). Das liegt daran, dass die Typologie (7) für die schwersten Erkrankungen steht, und ganz allgemein für die „Erkrankungen am Ende des Lebens“ eingesetzt werden. Das ist bei den homöopathischen Mitteln nicht anders: Auch hier kann es rasch zu einer Überzahl von Medikamenten kommen, die dem biologischen Typ 7 entsprechen. Das ist KEIN Widerspruch zur Natur des Patienten, sondern sagt etwas über den Ernst der Erkrankung aus!

Übersicht über die wichtigsten Mittel der homöopathischen Allgemeinmedizin

Die folgenden Mittel können alle als konstitutionelle Mittel (in C30) entsprechend der klassischen Homöopathie für die Signaturen (in der Klammer angegeben) verwendet werden:

1 Aconitum nap
2 Apis mellifica
3 Antimonium crudum / metallicum
4 Arnica montana
5 Arsenicum album
6 Aurum metallicum
7 Belladonna
8 Bromum
9 Bryonia
10 Calcium carbonicum
11 Calcium phosphoricum
12 Cardus marianus (sibilinum)
13 Chamomilla
14 Chelidonium
15 Coffea cruda
16 Cuprum met
17 Ferrum phosphoricum
18 Gelsemium sempervivens
19 Hamamelis virg
20 Hepar Sulphur calcarea
21 Hyosciamus niger
22 Hypericum perf
23 Ignatia amara
24 Lachesis mutus
25 Lycopodium clavatum
26 Mercurius solub hahnemanii
27 Natrum muriaticum (Salz: Na chloratum)
28 Nitricum acidum (Säuren)
29 Phosphorus, XY-phosphoricum
30 Pulsatilla
31 Rhus tox
32 Sepia
33 Silicea
34 Stramonium
35 Sulphur, XY -sulph
36 Symphytum off
37 Thuya occ

<table>
<tr>
<td>

1: Aconitum napellus (7)

Ohne zunächst erkennbare Ursache wird der Patient aus dem Nichts, sozusagen aus heiterem Himmel, von Krankheitssymptomen überfallen.
"...Aconite,....raises an arterial and nervous storm, enough to induce chaos, death, yet it does not localize itself in organic changes."
Was die Plötzlichkeit des Auftretens von Symptomen angeht, kann kein Mittel der gesamten Materia Medica mit Aconitum konkurrieren. Die Symptome tauchen plötzlich auf, sie sind überwältigend, sehr schmerzhaft aber nur von kurzer Dauer.

Das Mittel hat besondere Beziehung zum Herz-Kreislaufsystem, dem peripheren Nervensystem und zu den Schleimhäuten. Vergiftungen bewirken eine heftige Erregung der Blutzirkulation mit kräftigem, beschleunigtem Puls, Kongestionen zum Kopf, mit Röte des Gesichts, Hitzeempfindung und Kopfschmerzen.

</td>
<td>

Thema: ***"Mein letztes Stündlein hat geschlagen"***

Anwendungen:
Apoplex
Asthma
Bronchiektasie
Bronchitis
Demenz
Elektischer Schlag
Erkältungen
Hypertonie
Hypertonie
Lähmung
Lungenfibrose
Niereninsufizienz
Sarcoidose
Schock

</td>
</tr>
</table>

<table>
<tr>
<td>

2: Apis mellifica (1)

Apis steht für die typische Reaktion auf den Stich der Biene; heftige heiße Schwellungen und starke Rötung des Gewebes.
Gleichzeitig hat es mit Unruhe zu tun, Hektik und Ruhelosigkeit.
Dabei gehören die Bienen zu den Insektenstaaten mit großer innerer Ordnung und Funktionalität: Apis ist die geordnete Entzündung.
An der äußeren Haut kann es sich dabei zum Beispiel um eine Nesselsucht oder ein Erysipel (Wundrose) sowie um Insektenstiche handeln, an den inneren Schleimhäuten kommen Mandel- und Kehlkopfentzündungen ebenso als Einsatzgebiet in Frage wie Entzündungen innerer „Häute" (Gelenkinnenhaut, Rippenfell etc.) oder auch

</td>
<td>

Thema: ***"Heftige Entzündung"***

Anwendungen:
Akuter Schmerz
Allergie
Durchblutung
Entzündung
Ödem

</td>
</tr>
</table>

die Harnblase. Besonders erfolgreich kann Apis bei überschießenden Reaktionen auf Insektenstiche zur Anwendung kommen.	

3: Antimonium crudum / metallicum (5) Ant crud wurde schon von Paracelsus gegen Geschwüre aller Art, Wunden auf der Haut und Magen-Darm-Leiden eingesetzt. Es wurde die zusammenziehende und trocknende Wirkung geschätzt, bei Geschwüren und Brandwunden oder Nasenbluten. Auch bei Epilepsie fand es Verwendung, bei Koliken, Lähmungen, Lungenleiden, Krätze und grauem Star. In der Homöopathie wird Antimonium crudum vor allem zur Behandlung von Verdauungserkrankungen mit weißem Zungenbelag, bei Unverträglichkeit von sauren Speisen, Übelkeit und Erbrechen, Wechsel von Durchfall und Verstopfung verwendet. Auffallend ist auch eine mürrische, verdrießliche psychische Verfassung.	Thema: ***"Grenzen finden"*** <u>Anwendungen:</u> Akne Allergischer Ausschlag Erysipel Herpes Hornhautverletzung Impetigo Juckreiz Lichen Lupus Masern & Röteln Miopie mit Maculadegeneration Multiple Sklerose Niereninsufizienz Pemphigus Pytiriasis Urticaria Warzen & Dellwarzen

4: Arnica montana (1) Arnika wächst unter der dauernden Verletzung des Lebens. Aus dieser von Zersetzung und Zerfall geprägten Atmosphäre, zudem in einer Art Alleinherrschaft, entsteht diese Pflanze, die so wunderreich die Zerstörungen und Verletzungen des menschlichen und tierischen Körpers zu heilen vermag. Schon in der Botanik kann man sich das herausragende Gefühl der Zerschlagenheit merken. Anwendungen im Bereich von Blutergüssen, Schwellungen, Verstauchungen und Quetschungen.	Thema: ***"Ich bin unzerstörbar"*** <u>Anwendungen:</u> Abszess Anämie Aneurisma Apoplex Dekubitus Denguefieber Endometriose Epichondylitis Epiglotis Epistaxis Glaskörperblutung

Ebenso wird eine antiphlogistische Anwendung bei Hämorrhoiden beschrieben. Neben der Behandlung traumatischer Prozesse findet sich Arnika auch in der Behandlung von Erkrankungen von Herz und Lunge.	Hämoptisis Hirntrauma Infarkt Lähmungen Lymphödem & Lymphangitis Meningitis Menningitis Metrorrhagie Myome Neurofibromatosen Portalhypertonie Salmonelleninfekt Thrombozytopänie Varizen & Ösphagusvarizen Zirrhose

5: Arsenicum album (4,5) Die Schmerzen, die der Patient erleidet, erinnern an glühende Kohlen. Obwohl er nach kaltem Wasser verlangt, verschlechtert dies die Symptome. Durchfall kann Blut enthalten, auch das Erbrochene ist möglicherweise von Schleimresten durchsetzt. Alle Arten von Hauterkrankungen fallen unter die Indikationen von Arsenicm album, darunter schuppige Ausschläge, Ekzeme, Purpura (intensiv gerötete Hautareale), jede Form von Geschwüren und sogar Wundbrand (Gewebsnekrose). Außerdem werden Atemnot, Lähmungserscheinungen und Nervenleiden mit Arsenicum album-Gaben behandelt, die klassischen Migräne-Kopfschmerzen, vor allem linksseitig. Alle Arsenicum album-Patienten kennzeichnen darüber hinaus drei Merkmale: Ihre Symptome verschlimmern sich nachts zwischen 1 und 4 Uhr, sie empfinden ständige Unruhe und Todesangst und sie neigen zu übelriechenden Sekretionen (Stuhlgänge, Harn, Schweiß, Tränen, Speichel) in großen Mengen.	Thema: ***"So hätte ich mir das Ende gar nicht vorgestellt"*** <u>Anwendungen:</u> Abszess Akne Allergie Analfistel Analfisur Bisswunden Cystitis Dekubitus Diarrhöe Erkältung Erysipel Gastritis Geschwüre Grippe Guillain Barré Syndrom Helicobacter Herpes Hornhautverletzungen Impetigo Juckreiz Lupus Osteomyelitis

Der Gestank ihrer Ausscheidungen erinnert an Kadaver-Geruch.	Pemphigus Psoriasis Rabies Reflux Rhinitis Seborrheische Dermatitis Skerodermie Sporendermatitis Ulcus Varizen Verbrennungen Vitiligo Wirbelsäulentrauma

6: Aurum metallicum (1) Aurum metallicum wirkt auf den Geist und das Gemüt, das Herz, den Blutkreislauf, die Drüsen, die Knochen und die Geschlechtsorgane. Besonders angezeigt ist seine Verwendung bei nervösen Frauenleiden und sexuell übertragbaren Krankheiten. Augendruck, Einschränkungen des Sichtfeldes, epileptische Auren (kurz vor einem epileptischen Anfall oder einer Migräne auftretende Sehstörungen oder Lichthalluzinationen) und allgemeine Überempfindlichkeit der Augenhöhlen. Auch Entzündungen der Hoden (Testikel) fallen unter die für diese Arznei typischen Symtpome. Auch Arterienverkalkung (Arteriosklerose) und eine chronische Entzündung und Vergrößerung des Herzmuskels (Dilatative Kardiomyopathie) erhöhen das Herzinfarktrisiko extrem und weisen immer auf Aurum metallicum hin. Depressionen, Stimmungsschwankungen, Hypochondrie und Selbstmordphantasien	Thema: ***"Der Lebensbaum"*** Anwendungen: Bipolare Persönlichkeitsstörung Demenz Depression Dysenterie Hypogonadismus Impotenz Kopfschmerzen Psychische Erschöpfung Schlaflosigkeit Sterilität

7: Belladonna (7)	Thema: *"**Hilfe**"*
Belladonna ist von starker Hitze begleitet: Fieber, Körperüberwärmung durch Sonneneinstrahlung, Verbrennungen, heißer Schweiß. Typisch für Belladonna ist das ohne Vorzeichen auftretende, sehr ausgeprägte Krankheitsbild mit hohem Fieber, Schüttelfrost und hämmerndem Kopfschmerz. Es kommt zu kolikartigen Beschwerden in Gallenblase, Uterus, Harnblase, Magen und Darm. Mund und Rachen sind ausgetrocknet, entzündlich gerötet, die Mandeln stark geschwollen mit schmerzhaften Schluckbeschwerden. **Belladonna**-Erwachsene fühlen sich grundsätzlich bedroht. Sie zeigen stets ein Fluchtverhalten und wirken sehr unruhig. Sie haben ausgeprägte Angst vor dem Tod und schwarzen Hunden, aber auch vor anderen Tieren. Die empfundene Angst wird mit Wutausbrüchen kompensiert. Zeitweise kommt es zu Wahnideen über den Tod.	<u>Anwendungen:</u> Fieber mit Schweissausbruch Halsentzündung Migräne Koliken Angina Schmerzen, allgemein Angst, Panikzusände

8: Bromum (6)	Thema: *"**Hormone**"*
Bromum-Menschen haben oft Atembeschwerden, sie haben aber ansonsten kaum andere auffällige Merkmale. Oft zeigt sich eine bestimmte Neigung zur Vergesslichkeit, zur Unordentlichkeit, außerdem sind depressive Launen nicht selten. Insbesondere für zarte Kinder mit schönen roten Backen scheint das Mittel geeignet, für Kinder mit einer hellen Haut und hellen Haaren. Sie haben Angst, wenn es dunkel ist. Constantin Hering beschrieb den Unterschied zwischen Brom und Jod wie folgt:" Brom heilt die Blauäugigen, Jod die Braunäugigen."	<u>Anwendungen:</u> Alle Formen von fehlender hormonaler Balance Atemnot Hyper/hypo-Thyroidismus

Bromum gehört als MIttel der Gruppe "6" zu den Hormonregulierern!	

9: Bryonia alba (4) In der Regel kündigen unspezifische, allgemeine Beschwerden die Erkrankung an. Der Patient fühlt sich Stunden, ggfs. einige Tage, zunehmend unwohl. Das Fieber beginnt häufig abends nach dem Hinlegen. Die Zeit um 21 Uhr gilt als besonders typisch. Im Verlauf der nächsten Tage entwickelt der Patient ein kontinuierliches Fieber. In dieser Zeit erfährt der Patient eine allgemeine Verschlimmerung seines Zustandes. Infolge der gestörten Blutumverteilung kommt es zu venösen Kongestionen in den jeweils betroffenen Bezirken. Oft manifestiert sich die Erkrankung im Magen-Darmtrakt, wo es zu biliösen Verdauungsbeschwerden bis hin zu Tracheobronchialkatarrh kommt, bei dem infolge mangelnder Sekretion der Schleimhäute rauhe, wunde, stechende Schmerzen in der gesamten Brust auftreten. Es entwickelt sich eine Pneumonie und Pleuritis sicca oder exsudativa. Das gesamte Nervensystem ist dabei gereizt und der Patient ist ärgerlich, mürrisch, zornig und depressiv. Bei zunehmender Erkrankung wünscht der Patient, nicht mehr gestört zu werden, weil sein Zustand durch die geringste Anstrengung verschlimmert wird. Hauptthemen: Schleimhäute, in der Regel um trockene Schleimhautkatarrhe. Die serösen Häute; Bänder, Sehnen, Lunge und Rippenfell Gallenblase und Blinddarm	Thema: ***"Es könnte auch noch schlimmer kommen"*** Anwendungen: Arthritis rheumatoide Asthma Bronchiektasie Bronchitis Diabetische Niere Epistaxis Erkältung Fibromyalgie Fibrozystische Mastopathie Gehirnödem Glomerulonephritis Grippe Lungenfibrose Lymphödem Masern & Röteln Nephrotisches Syndrom Salmonelleninfekt Sarkoidose

10: Calcium carbonicum (1)	Thema: ***"Na gut, da muss ich jetzt irgendwie durch"***
Calcium carbonicum ist ein Mittel zur Unterstützung von Immun- und Lymphsystem. Es ist angezeigt bei körperlicher und psychischer Trägheit, Schwäche, Krankheitsanfälligkeit und langsamer Rekonvaleszenz. Man gibt Calcium carbonicum gerne bei Stauungen im Wasser- und Lymphsystem, chronischen Schleimhautentzündungen, Verdauungsstörungen, Neigung zu Übergewicht und allgemeiner Müdigkeit und Antriebslosigkeit	<u>Anwendungen:</u> Allergie Arthritis reumatoide Asthma Bronchiektasie Hypothyroidismus Ischias Lumbalgie Neurofibromatose Prolaps Rhinitis Sterilität

11: Calcium phosphoricum (3)	Thema: ***"Ich brauche Unterstüzung"***
Hauptmerkmal ist ihre gereizte, ruhelose Art. Sie sind sehr unzufrieden mit sich selbst, aber auch mit ihren Mitmenschen und ihrem Umfeld. Vom Typ her sind sie eher zartgliedrig, sehr sensibel auf Streit, schlechte Nachrichten oder auf Krisen. Sie versuchen ihrem Umfeld zu entkommen. Calcium phosphoricum hat häufig Beschwerden mit dem Wachstum der Knochen oder Zähne und neigt zu Drüsenerkrankungen. Bei geistiger Anstrengung treten Kopfschmerzen und Migräneanfälle auf. Die Schmerzen gehen häufig einher mit Verspannung der Nackenmuskulatur und ziehen den Rücken hinunter. Neben den Schwellungen besteht auch eine große Neigung zu Polypenbildung. Chronischer Schnupfen, die Drüsen neigen zu Schwellungen auch andere Körperteile wie Augenlider oder Lippen können anschwellen. Besonders Obst und Milch verursachen Erbrechen oder Durchfall mit Krämpfen. Atemwegserkrankungen gehen einher mit Atemnot und Schmerzen in der Brust.	<u>Anwendungen:</u> ADHS Arthrose Autismus Brustabszess Diskushernie Dyslexie Epichondylitis Gehirnabszess Gewichtsverlust Hypothalamussteuerung Karpaltunnel Syndrom Kopfschmerzen Malformation ZNS Multiple Sklerose Nekrose, Knochen Osteomyelitis Osteoporose Poliomyelitis Prolactinom Spondylitis Wirbelsäule Wirbelsäulentumor

Hals- und Rückenmuskulatur sind sehr schwach ausgeprägt. Es kommt zu Verkrümmung der Wirbelsäule. Weiterhin hat Calcium phosphoricum einen Bezug zu rheumatischen Erkrankungen bei feuchtkaltem Wetter. Die Finger schmerzen, als würde ein spitzer Gegenstand unter den Nagelrand stechen.	

12: Carduus marianus (sibilinum) (6) Das Mittel steigert die Entgiftung und sorgt dafür, dass sich die Leber stets gut regenerieren kann. Zudem regt es den Gallenfluss an und hat somit eine Wirkung auf die Verdauung im Bereich des Darmes. Die Venen der Leber werden ent- staut, was sich positiv auf alle anderen venösen Gefäße auswirkt. Krampflösend und verdauungsanregend. Diese Menschen haben wenig Appetit, eine belegte Zunge und häufig einen bitteren Mundgeschmack. Die Patienten klagen nicht nur über mangelnden Schwung, sondern auch über das Ausbleiben innerer Impulse, ihr Leben aktiv zu gestalten. Im Hintergrund herrscht ein Mangel an Orientierung und Perspektive, so dass die Gefahr besteht, in alten Mustern verstrickt zu bleiben.	Thema: ***"Oh Gott, wie soll ich das schaffen?"*** <u>Anwendungen:</u> Bauchspeicheldrüsenzyste Cholangitis Cholelitiasis Cholesterinämie Dekubitus Hepatitis Pankreatitis Varizen

13: Chamomilla (1) Während die Kamille in der Medizin der Heilpflanzen vorrangig als Mittel bei Haut- und Schleimhautentzündungen eingesetzt wird, weist die Anwendung der Chamomilla Globuli in der Homöopathie ein wesentlich größeres Spektrum auf. Hier werden die Globuli in erster Linie als Mittel für das Nervensystem verwendet. Als besonders wirksam gilt Chamomilla bei einer Überempfindlichkeit der Sinnesorgane oder sensiblen Nerven.	Thema: ***"Immer brüllen!"*** <u>Anwendungen:</u> ADHS Autismus Otitis Schmerzintoleranz

Chamomilla beeinflusst diese Bereiche des Nervensystems positiv und kann so bei Nervenschmerzen (Neuralgie) die Beschwerden lindern.	

14: Chelidonium (6) Akute oder chronische Leber-, und Gallenblasen-beschwerden mit krampfartigen stechenden Schmerzen, die durch Bewegung verschlechtert werden. Schmerzen unterhalb des unteren rechten Schulterblattwinkels, auch mit Ausstrahlung der Schmerzen vom rechten Rippenrand zum Rücken, Nabel oder Bauch. Gelblich verfärbte Haut und Juckreiz, Lebervergrößerung, Gallenkolik, Gallensteine evtl. mit den entsprechenden Symptomen. Schwierigkeiten in der Regulation der Gallensekretion während der Schwangerschaft. Rechtsseitige Lungenentzündung, asthmatischer Husten, der sich bei jedem Wetterwechsel einstellt. Abgeschlagenheit, Müdigkeit und Abneigung gegen Anstrengungen und Arbeit.	Thema: ***"Stoffwechsel"*** <u>Anwendungen:</u> Anorexie Ascitis Asthma Cholangitis COPD Hepatitis Hypercholesterinämie Ikterie Lungenemphysem Lungenfibrose Pankreatitis Portalhypertonie Reizdarm Röteln Sakroidose SARS Zirrhose

15. Coffea cruda (7) Kaffee wird meist bei Symptomen eingesetzt, die er selbst auslöst, wenn er in hohem Maße konsumiert wird. Dazu gehören innere Erregung, damit verbundene Schlaflosigkeit, Unruhe, Nervosität und Schwindelzustände, also vor allem Geistes- und Gemütserkrankungen. Darüber hinaus findet er Anwendung bei Zahnschmerzen und Ohrgeräuschen sowie bei Lärmempfindlichkeit, Hyperaktivität und heftig schmerzenden Wehen.	Thema: ***"Überdreht"*** <u>Anwendungen:</u> Angststörung Depression Elektrischer Schlag Scabies, Krätze Schlaflosigkeit Schock Tinea, Sporendermatitis

Auch bei Kindern mit Schlafstörungen, Nervosität und Reisekrankheit kann Coffea vorsichtig verwendet werden.	

16: Cuprum metallicum (5) Cuprum wird in erster Linie verwendet, um Probleme des Nervensystems zu behandeln, da es einen positiven Effekt auf die Nerven hat. Cuprum ist auch wirksam bei der Behandlung von Krämpfen, und Zuckungen, auch nützlich für Menschen mit Epilepsie und Muskelkrämpfen. Darüber hinaus gilt Cuprum als gutes Mittel bei Müdigkeit durch geistige Arbeit oder Anstrengung. Auch bei Atemwegserkrankungen, einschließlich Asthma und Keuchhusten, kann Cuprum helfen. Die Personen sind blass, manchmal auch bläulich im Gesicht. Cuprum ist ein Mittel für jede Art von krampfartigen Schmerzen, die abrupt beginnen und auch abrupt enden. Darüber hinaus ist dieses homöopathische Mittel auch ein wunderbar krampflösendes Mittel. Man setzt Cuprum auch bei emotionaler Erschöpfung durch übermäßige geistige Arbeit oder einem überaktiven Geist ein.	Thema: ***"Entweder ihr habt mich lieb oder ich halte die Luft an"*** <u>Anwendungen:</u> Diarrhöe Epilepsie Hirntrauma Huntington Meningitis Multiple Sklerose Muskelkrämpfe Neuronenerkrankung Parkinson Poliomyelitis Spasmen Verspannungen

17: Ferrum phosphoricum (4) Ferrum zeigt sich blass, manchmal fleckig, mit dunklen Ringen unter den Augen, Hände und Füße sind ständig kalt, allgemein friert man schnell. Der Kopf fühlt sich unerträglich schwer an, wie in einer Schraubzwinge, man wird plötzlich müde, kann die Augen kaum aufhalten, könnte im Stehen oder sogar im Gehen einschlafen. Kopfschmerzen sind klopfend, steigen oft vom Nacken in den Hinterkopf und	Thema: ***"blutig"*** <u>Anwendungen:</u> Anämie Morbus Crohn Divertikulitis Ikterie Lungenemphysem SARS

wandern nach vorn. Es kommt zu Schwindel und Schwarzwerden vor den Augen beim Aufstehen. Die Kopfhaut ist empfindlich, es reißt beim Frisieren. Man mag kein Fleisch, kein Fett, bekommt davon Magenkrämpfe, stößt bitter auf. Körperliche Sekrete sind sehr wässrig, die Schleimhäute trocken. Die Patienten haben häufig Nasenbluten und Hämatome. Gliederschmerzen treten auf der rechten Seite auf. Diese Beschreibung zeigt eher den blutarmen Typ, wobei es auch das Gegenteil gibt; den Hyperchromatösen Typ. Nachts verspüren sie tiefsitzende Rückenschmerzen. Typische Anwendungen sind: Bettnässen, Kopfschmerzen, Harndrang, Menstruationsbeschwerden, unklare Fieberschübe (Erschöpfungsfieber)	Thrombozytopänie

18: Gelsemium sempervivens (2) Gelsemium ist eine wichtige Essenz für das Nervensystem. Es hilft bei nervösen Erwartungsspannungen, Lampenfieber und Folgen von Aufregungen. Zittern, Schwindel und Nervenschwäche gehören ebenso zum Mittelbild wie Kopf- und Nervenschmerzen, grippale Infekte und Lähmungserscheinungen. Gelsemium stärkt, nimmt übermäßige Empfindlichkeit und stimuliert die Körperabwehr. "Gelber Jasmin" wurde von den Indianern Nord- und Mittelamerikas zum Fischfang benutzt. Es produziert Lähmungen und wirkt in großen Gaben curareartig. Der Tod erfolgt durch Herzlähmung. Die Atmung steht aber vor dem Herztod still.	Thema: ***"spannende Erwartung"*** Anwendungen: Angststörung Huntington Multiple Sklerose Neuronenerkrankung Parkinson Salmonelleninfekt

19: Hamamelis virginianis (4)	Thema: ***"Ich stecke fest"***
Man setzt das Mittel in erster Linie bei Venenproblemen und Blutungen verschiedenster Art ein. Venen können überall gestaut sein, ebenso kann es überall zu Blutungen kommen. Hamamelis ist ein Hauptmittel bei Krampfadern, die bläulich geschwollen und stark schmerzhaft sind. Das gilt auch für Geschwüre wie z. B. offene Beine. Bei Hamamelis stehen die Themen Respekt und Achtung im Vordergrund. Diese Menschen haben hohe Ideale und streben nach einer Welt, in der das Gute regiert und es gerecht zugeht. Sie projizieren dieses Bild in ihre Umwelt und sind bestrebt, auch die Mitmenschen in diesem idealen Licht zu sehen. Transformationsziele: Umwelt und Mitmenschen so sehen und akzeptieren wie sie sind. Das eigene Wohlergehen nicht von der Anerkennung anderer abhängig machen. Sich bei mangelndem Respekt durch andere nicht zurückziehen und abkapseln.	Anwendungen: Anämie Aneurisma Brustabszess Dekubitus Denguefieber Endometriose Epichondylitis Epiglotis Epistaxis Glaskörperblutung Hämangiom Hämoptisis Hämorrhiden Hirntrauma Lymphangitis Lymphödem Metrorrhagie Myome Nekrose, Knochen Neurofibromatose Nierenarteriestenose Proktitis Thrombozytopänie Varizen Zirrhose

20: Hepar sulphur calcarea (3)	Thema: ***"Die Eiterblase muss weg"***
Hepar ist ein hervorragendes Arzneimittel bei Eiterungen und Entzündungen: Augen-, Hals-, Mittelohr-, Nasennebenhöhlenentzündungen, Nagelumlauf, Furunkeln und Abszessen. Die Patienten zeigen eine extreme Empfindlichkeit, sowohl auf der emotionalen als auch auf der körperlichen Ebene. Außerdem ist Hepar sulfuris ein wichtiges „Hustenmittel".	Anwendungen: Bronchitis Colitis ulcerosa COPD Dacryocystitis Epiglotis Hirnabszess Impetigo Laryngitis

	Lichen Lungenemphysem Lymphangitis Otitis Parotiditis Pharyngitis Psoriasis Sarkoidose SARS Tonsillitis Trockener Husten

21: Hyoscyamus niger (7) Die Patienten zeichnen sich durch Übererregbarkeit aus und leiden an Muskelkrämpfen mit ausgeprägten Zuckungen sowie Zittern. In Folge des Kontrollverlustes der Muskulatur kann es auch zu unwillkürlichem Abgang von Harn und Stuhl kommen. Diese Inkontinenz zeigt sich besonders im Zuge eines epileptischen Anfalls, bei dem durch gesteigerte Aktivität der Nerven in einer oder beiden Gehirnhälften ein Krampfanfall ausgelöst wird. Auch eine Manie, das heißt eine anormal gehobene Stimmung über einen gewissen Zeitraum, oder eine akute, organisch bedingte Bewusstseinseintrübung (Delir) kann mit der Einnahme von Hyoscyamus behandelt werden. All diese Symptome haben oft mit hohem Alter oder Demenz zu tun. Außerdem kann Hyoscyamus bei Patienten mit Hydrophobie, der Angst vor Wasser, oder ausgeprägtem Argwohn und Eifersucht eingesetzt werden. Meist liegt ein psychisches Ereignis oder ein Trauma vor. Charakteristisch für Hyoscyamus ist dabei die auffallende Tendenz zum moralischen Tabubruch, vor allem im Bereich der Sexualität.	Thema: ***"Ich kann nicht mehr"*** Anwendungen: ADHS Autismus Bipolare Persönlichkeit Demenz Depression DM II Eifersucht Meniere, Innenohr Tinnitus

22: Hypericum perforatum (1)	Thema: ***"Das Arnica der Nerven"***
Hypericum wird homöopathisch am häufigsten bei Verletzungen von Nerven oder nervenreichen Geweben benutzt. Es kommen vorwiegend penetrierenden Verletzungen sowie starke Erschütterungen (z. B. nach Sturz) als Auslöser in Betracht. Die starke Schmerzhaftigkeit der verletzten Region, die Ausbreitung im Verlauf der Nerven und lange andauernde Schmerzen nach einer Verletzung können weitere Hinweise auf Hypericum sein.	Anwendungen: A.L.S. Lateralsklerose Abszess Arthritis reumatoide Arthrose Bisswunden Dekubitus Diskushernie Erysipel Fibromyalgie Herpes Hyperparathyroidismus Ischias Karpaltunnelsyndrom Lupus Neuralgien Osteomyelitis Osteoporose Poliomyelitis Schwannom Sklerodermie Spondylitis Ulkus Varizen Warzen Wirbelsäulentrauma Wirbelsäulentumore ZNS Malformation

23: Ignatia amara (7)	Thema: ***" Innerer Druck schnürt die Kehle zu"***
Ignatia amara (Strychnos ignatii) gewonnen aus der Ignatiusbohne, von der der getrocknete Samen verwendet wird, ist pflanzlichen Ursprungs und wirkt auf das Nervensystem, die Gesamtheit aller Sinne aber auch auf die Atemwege des Menschen. Angewendet wird Ignatia beispielsweise bei Depressionen, Asthma, Analprolaps („Vorfall" der	Anwendungen: Angst Depression Essstörungen Manisch Reizdarm

Analschleimhaut vor den Schließmuskel) und Epilepsie, Essstörungen, Kopfschmerzen sowie Hysterie, psychosomatischen Beschwerden und Tics. Ignatia kann schon beim Säugling und auch bis ins hohe Alter verwendet werden.	Schlaflosigkeit Schock Sucht

24: Lachesis mutus (7) Die Nerven werden überempfindlich; betroffen sind insbesondere die Hautnerven, die Vasomotorik, der Sympaticus sowie der Vagus des Parasympaticus. Hochgradige Empfindlichkeit der Körperoberfläche mit Intoleranz gegenüber Druck und Berührung; intensive nervöse Reizbarkeit mit Ruhelosigkeit und Bewegungsdrang. Symptome beginnen links und wandern nach rechts; Hals, Ovarien. Wichtiges Frauenmittel. Intensiver plötzlicher Krankheitsbeginn mit großer Erschöpfung. **Bösartige Erkrankungen**; Sepsis, Diphtherie, Gangrän, Diabetes, Traumata, Senilität, Karbunkel, Erysipel, hämorrhagische Diathese. Vithoulkas beschreibt die Essenz von Lachesis als einen Zustand von Überreizung, die nach einem Ventil sucht. Auf allen Ebenen herrscht Erregung oder Überstimulierung, die ausgedrückt werden muss. Der Ausdruck erfolgt durch körperliche Symptome, Sprache und Verhaltensweisen; es kämpft die Triebkraft mit dem Verstand. Der Lachesis-Typus lehnt Autorität ab, hat Probleme mit Vorgesetzten und fordernden Partnern. Oft sind diese Menschen schlagfertig und scharfzüngig, sie können sehr taktlos und sarkastisch sein und neigen dazu, andere verbal fertig zu machen. Allgemein besteht eine Neigung zu extremen Verhaltensweisen.	Thema: ***"Meine Nerven liegen blank!"*** Anwendungen: ADHS Alzheimer Apoplex Asthma Dekubitus Depression Epilepsie Epistaxis Herz Rhytmusstörung Infarkt Lähmungen Lungenemphysem Lungenfibrose Lupus Parkinson Poliomyelitis Sarkoidose SARS Ulkus Vorhofflimmern

25: Lycopodium clavatum (4)	Thema: ***"Völlig überlastet"***
Lycopodium ist eine sehr umfassend wirksame Essenz, deren wichtigstes Merkmal eine chronische Anfälligkeit von Ausscheidungs- und Entgiftungsfunktionen mit deutlicher Stoffwechselschwäche ist. Magen, Darm, Leber, Galle und Nieren stehen im Mittelpunkt. Besonders anfällig zeigt sich hierbei der Bewegungsapparat, wo es zu Entzündungen kommen kann. Lycopodium ist geprägt von einer deutlichen nervösen Schwäche in Verbindung mit erhöhter Empfindlichkeit und Reizbarkeit. Die Menschen erscheinen psychisch angespannt, reizbar, abweisend und missmutig. Sie geraten schnell in Zorn und ertragen keinen Widerspruch. Sie haben Angst davor, Fehler zu machen und zu versagen. Das Gefühl der Minderwertigkeit versuchen sie durch ein egozentrisches Verhalten und Machtstreben zu kompensieren	Anwendungen: Allergie Ascitis Cholelitiasis Morbus Crohn Cushing Divertikulitis Gastritis Glomerulonephritis Grippe Hirnödem Hirsutismus Hypothyroidismus Lymphödem Maculadegeneration Magenbeschwerden Motilitätsveränderung Nierenarterienstenose Niereninsufizienz Nierenleiden Portalhypertonie Reflux Salmonellen Ulkus Zirrhose

26: Mercurius solubilis hahnemanii (3)	Thema: ***"Das Leben ist Abenteuer"***
Seine Bezeichnung erhielt das Metall nach dem als wankelmütig bekannten Gott Merkur. Mercurius Menschen werden als ständig schwankende, unentschlossene und unruhige Gemüter beschrieben, die sensibel auf ihr Umfeld reagieren. Besonders empfindlich sind sie gegenüber Temperaturänderungen und äußeren Eindrücken, sie neigen zu Schleimhautentzündungen, starker Speichelbildung und Mundgeruch.	Anwendungen: ADHS Amygdalitis Aphten Candidiasis Colitis ulcerosa Morbus Crohn Diarrhöe Dysenterie Fascialislähmung

Mercurius gilt als das antisyphilitische Mittel Hahnemanns. Es zählt zu den kraftvollen Homöopatika und erreicht (einwirken, krankhaft verändern) jedes Organ mehr oder weniger stark. Deshalb kann es für zahlreiche, verschiedenartige Beschwerden eingesetzt werden. Am stärksten betroffen sind Knochen, Haut und Drüsen, weshalb es besonders bei geschwollenen Lymphknoten, faulig riechenden Absonderungen und wässrigen Sekreten eingesetzt wird.	Glossitis Gonorrhoe Konjunktivitis Leukoplaquie Melanodermie Parotiditis Reizdarm Tonsillitis Verstopfung Zöliakie

27: Natrum muriaticum (2) Nervöse Reizbarkeit und hochgradige Empfindsamkeit gegenüber äußeren Eindrücken. Zurückkommen auf unangenehme Ereignisse, die längst vergangen sind. "Sie/Er sucht in Gedanken immer die ehemaligen Unannehmlichkeiten auf, um darüber, sich kränkend, nachzudenken." Hass, auf Menschen, die ihn beleidigt haben; Rachsucht. Leicht zu Zorn erregt; besser durch Trost. Der typische Natrium-muriaticum Patient ist häufig abgemagert, anämisch, mit blasser, trockener, welker, ggfs. fettiger, glänzender Haut und allgemeiner, geistiger und körperlicher Erschöpfung. Verlust der nahestehenden Bezugsperson (Mutter oder Vater) eines Kindes oder Geliebten (sei es durch Todesfall oder Umzug)	Thema: ***"Verlust & Glückseligkeit"*** Anwendungen: Anämie Diarrhöe Dysenterie Gastritis Impetigo Magenbeschwerdeä Seborrheische Dermatitis Ulkus

28: Nitricum acidum (die "Säuren") (...1...) Im Arzneimittelbild von Acidum nitricum findet sich ausgeprägte Leistungsbereitschaft in einer kritischen Situation. In Nitricum acidum wird permanente	Thema: ***"Rissig, blutig, schleimig"*** Anwendungen: Candidiase

Gefahr empfunden, die dauernd bekämpft werden muß. Der Mensch bemüht sich hartnäckig, kämpft hart, wird unnachgiebig, hartherzig, boshaft und gewalttätig. Ungeheures Mißtrauen kennzeichnet ihn, er sieht überall Gefahr. Betrifft die Ränder von Körperöffnungen: Hals, Mund, Anus. Entzündliche Fissuren und Rhagaden, Fistelbildung. Wirkt auf Drüsen: Leber, Prostata, Speicheldrüsen. Hämorhagische Diathese: Blutungen hellrot, wie Wasser. Blutungen. Starke Erschöpfung; Frost, Zittern, Kachexie, starke Schmerzempfindlichkeit. Als ob das Fleisch von den Knochen geschabt würde. **Allgemein Säuren:** Mittel Typ "1", verätzend, zerstörend	Dacryocystitis Gonorrhoe Konjunktivitis Leukoplaquie Lichen Maculadegeneration Ösophagusvarizen Polypen Proktitis Sucht Vaginitis

29: Phosphorus, „XY" – phosphoricum (3) Phosphorus ist ein weiteres "chaotisches" Mittel, (wie "Sulphur") allgemein schlecht beschrieben als: eifrig, hektisch, unsteht, launisch. Hitzig, energisch. Es handelt sich um den wichtigsten Energieträger unseres Systems: das ATP Je nach Kombination (Calc phos (3), Mag phos (5), Fe phos (4), Na phos (2), Kalium phos (1, 6) wird es als Schüsslersalz je nach Signatur am meisten verordnet	Thema: ***"Power!"*** <u>Anwendungen:</u> Akne Alopezie Impotenz Maculadegeneration Schizophrenie

30: Pulsatilla (pratensis / nigrans) (5) Wechselhaftigkeit mit Weichheit sowie Nachgiebigkeit. Emotionale Menschen, sanft, schüchtern und beeindruckbar. Charakteristischerweise auch das genaue Gegenteil. Im körperlichen Bereich treten wechselnde Beschwerden und wandernde Symptome auf. Das Befinden verschlechtert sich in geschlossenen	Thema: ***"Die große Liebe"*** <u>Anwendungen:</u> Allergie Anspannung (körp & psychisch) Ausleitung: Haut, Nieren, Blase Dysmenorrhöe Hörsturz Obstipation (Verstopfung)

Räumen, dagegen werden alle Beschwerden besser draußen, an der frischen Luft. Meist ist das Fenster geöffnet. Pulsatilla-Patienten brechen sehr schnell in Tränen aus, Weinen bessert ihren Zustand sehr. Sie möchten getröstet werden, verlangen nach Halt und Zuspruch. Halt suchen Kinder vor allem an den Eltern, suchen gern Körperkontakt. Sie wollen geliebt und gestreichelt werden und brauchen viel Bestätigung. Der Körperbau wird meist als blond und blauäugig geschildert, mit roten Bäckchen und von der Figur her eher vollschlank. Viele Beschwerden entstehen als Folge des Gefühls, verlassen worden zu sein oder nicht genug Aufmerksamkeit bekommen zu haben. Eine andere Ursache für das Entstehen von Pulsatilla-typischen Beschwerden ist Durchnässung, besonders wenn die Füße über längere Zeit nass und kalt wurden. Pulsatilla-Patienten sind oft "paradox", d. h., es treten die gegenteiligen Symptome wie erwartet auf. Zum Beispiel: durstlos, sogar bei trockenem Mund oder in Situationen, wo man Durst erwarten würde.	Otitis Parotiditis Tröstung Ulkus

31: Rhus tox (7) Akute, aber häufiger subakute und chronische Gelenkbeschwerden (Arthrose), Torticollis, Lumbago, Neuritiden und Neuralgien, Ischias - Lumbalgie. Bullöse Dermatitis und pustulöses Ekzem, Pyodermien, typische Symptome bei viraler („herpetischer") Hauterkrankung. Generalisierte Ruhelosigkeit mit Verbesserung der Beschwerden durch Bewegung und Verschlechterung durch Ruhe.	Thema: ***"Ich finde keine Lage, in der es nicht schmerzt"*** Anwendungen: Analfissur Apoplex Arthritis Arthrose Epichondylitis Fascitis Fibromyalgie Gicht Grippe Herpes

GEMÜT: Ruhelosigkeit, fortgesetzter Drang, sich zu bewegen. Starke Unruhe, nachts, während des Schlafs. Verlangen allein zu sein. Lebensüberdruß, milde Delirien	Huntington Hypertonie Infarkt Ischias Karpaltunnel Lähmungen Lupus MS Parkinson Pithyriasis Salmonellen

32: Sepia (2) Als zentrale Idee von Sepia steht der Begriff „Stase“, die Neutralisation der dynamischen Spannungen, die alle Organismen beleben. Es findet sich Stau auf allen Ebenen sowohl körperlich in Form von Schlaffheit von Gewebe, in hormonellen und sexuellen Funktionsstörungen sowie psychisch in Form von Trägheit und Desinteresse. Bei Kindern zeigt sich das Thema der Stase im seelischen Bereich als Gleichgültigkeit, im körperlichen Bereich in Ohnmachtsneigung und Verstopfung (Obstipation).	Thema: ***"Meeresgrund"*** <u>Anwendungen:</u> Beckenbodenentzündung Dysmenorroe Endometriose Kopfschmerzen Migräne Obstipation Sterilität

33: Silicea (1) In der klassischen Homöopathie ist Silicea ein starkes Arzneimittel mit tiefergreifender Heilungswirkung im Nervensystem und auf alle Körpergewebe. Es verhilft dem schwächelnden Patienten zu mehr Kraft und Hoffnung. Silicea ist ein wichtiges Mittel bei eitrigen Entzündungen, Abszessen und Knochenerkrankungen. Auch bei einem Mangel an	Thema: ***"Wenn nichts mehr geht, kommt Silicea"*** <u>Anwendungen:</u> Aktivierung v Heilprozessen Dacryocystitis Hirsutismus Kälteföhligkeit

Lebenswärme mit kalten Händen und Füßen, ständigem Frösteln und einer Erkältungsneigung kommt Silicea zum Einsatz. Außerdem wird es gern eingesetzt bei sich nur langsam, zögerlich entwickelden Krankheitsbildern (vergleiche Sepia).	

34: Stramonium (7) Entsetzliche Angst und Panik sind charakteristisch für den Stramonium-Kranken: Er fühlt sich einsam und verlassen in einer übermächtigen Welt. Phobien, dabei vor allem Furcht vor der Dunkelheit (z. B. im Tunnel oder vor schwarzen Dingen), vor dem Alleinsein sowie vor Wasser, genauso wie Panik und Anklammern. Gewalt, Aggressivität und Zerstörungswut sowie Verhaltensstörungen sind ebenfalls typische Symptome, die auf Stramonium als Mittel der Wahl hindeuten. Gleiches gilt für Rückzug, Autismus oder Zuckungen und Tics sowie Epilepsie. Weitere wahlanzeigende Beschwerden sind Asthma, Einnässen und Fieberkrämpfe, aber auch Hyperaktivität, Kopfschmerzen und Hirnhautentzündung. Auch dieses Mittel steht in Verbindung mit hohem Alter, Demenz, schwindender geistige Leistung.	Thema: ***"Leben ist Angst, wozu Leben?"*** Anwendungen: ADHS Alzheimer Apoplex Autismus Bipolare Störung Bisswunden Cystitis Demenz mit Hyperaktivität Einnässen Guillain Barré Lähmungen Meningitis Meningitis Rabies

35: Sulphur – „XY"-sulphuricum (7, 3, Polychrest) Sulfur (lat. Sulpur) ist das am besten geprüfte Arzneimittel der homöopathischen Arzneimittellehre und das im Repertorium, dem homöopathischen Nachschlagewerk, am häufigsten genannte Mittel. Schwefel wirkt auf den gesamten Organismus, jedoch sind seine Wirkungen auf die Haut, den	Thema: ***"Stoffwechsel: Brennen"*** Anwendungen: Ausleitungen (Leber Detox Phase 2) Hämorrhiden Hautleiden Hepatitis

Verdauungstrakt und die Venen (venöses System) am stärksten. Rötungen an Körperöffnungen, vor allem am After, die dort oft mit Juckreiz auftreten. Typisch sind zudem stinkender Stuhl und auch stinkende Flatulenzen. Sulfur ist chaotisch... Sulfur hat eine hitzige und explosive Persönlichkeit, streitet wegen jeder Kleinigkeit, beruhigt sich jedoch schnell wieder, verkraftet auch Fehlschläge gut und wendet sich sofort Neuem zu. Ihm ist egal, was andere von ihm denken, will aber dennoch der Beste sein und schätzt dabei seine eigenen Fähigkeiten oft schlecht ein... Allgemein: Schlechte Presse. Viel zu "sonnig" (falsche Sign 1) beschrieben...	

36: Symphytum off (7) Die Hauptwirkung erstreckt sich auf Verletzungen von Knochen, Knochenhaut und Gelenken. Daneben besitzt Symphytum in Essenzen eine wundheilende und schützende Wirkung auf Haut und Schleimhäute. Symphytum ist das wichtigste Mittel bei der Behandlung von Knochenbrüchen. Es sorgt für eine gute Neubildung von Knochengewebe und ist besonders wertvoll bei der Behandlung komplizierter Brüche mit verlangsamter Heilungstendenz. Auch für die Frakturprophylaxe bei Osteoporose und Knochenschwund ist es geeignet. **Transformationsziele**: - Alte Verletzungen überwinden und den Blick nach vorne richten. - Sich den positiven Dingen des Lebens öffnen. - Ruhig und optimistisch den Anforderungen des Lebens gegenübertreten.	Thema: ***"Zerbrochen und trotzdem wieder heil"*** <u>Anwendungen:</u> Arthritis Arthrose Diskushernie Epichondylitis Fascitis Fibromyalgie Gastritis Karpaltunnel Knochennekrose Lumbalgie Osteomyelitis Osteoporose Poliomyelitis Sehnenscheidenkontraktur Ulkus Wirbelsäulentrauma Wirbelsäulentumore ZNS Malformation

37: Thuya occidentalis (7) Thuja gehört zu den bedeutsamsten spagyrischen Entgiftungsmitteln. Aus diesem Grund wird Thuja häufig zur Behandlung unterschiedlichster Beschwerdebilder eingesetzt, wie z. B. Hautkrankheiten, Nieren-Blasenleiden, Rheuma, Abwehrschwächen oder Lymphbelastungen. Wichtig ist auch die gute Wirkung bei Wucherungen von Haut und Schleimhäuten und bei Impffolgen. Als Entzündungsmittel passt Thuja in erster Linie für eher chronische Prozesse. Charakteristisch sind die harten Knoten des Lebensbaumes: Sie stehen für die Anwendung bei allen knotigen Geschwulsten und Lymphprozessen	Thema: ***"Knotig, knorrig hart"*** Anwendungen: Ausleitung (hep. Phase 2) Divertikulitis Epistaxis Fibrozystische Mastopathie Harnwegsinfekt HautgeschwüreHämangiom Hepatitis Herpes Hypogonadismus Hypothyroidismus Impf-Prophylaxe Lupus Lymphangitis Neurofibromatosen Nierenleiden Pemphigus Polypen Polypen Prolaps Prostathyperplasie Prostathyperplasie Sklerodermie Warzen Zysten

Die Banerji-Protokolle in der Allgemeinmedizin

Kapitel 1: Neurologie (Typ -1-)

<u>Die spannendsten Mittel der Neurologie:</u>

NAME	POTENZ	CHARAKTER	ANWENDUNG	PRAKTISCH
Aconitum nap (7)	UT, D4, C30, C200	Das letzte Stündlein	Heftig, akut Schmerz Kreislauf	Rettungsmaßnahme
Calcarea phosph (3)	D3, C3, D6	Der Knochen	Entzündung Aufbau Reparatur	Stützt mit Symph die Knochen
Cuprum met (5)	C6, C200	Krampf	Epilepsie Verspannung Spannungs Schmerz	Alles was unter Verspannung schmerzt
Gelsemium (2)	C6, C200	Angespannte Erwartung	Langsam aber sicher schlechter	Kontrollverlust Aufgeben
Hypericum perf (1)	C200	Das Arnica der Nerven	Schmerz Neuralgie Überreiztheit	Passt eigentlich immer
Kalium phosphoricum (1)	D3, D6, C3	Energie	Schmerz Erschöpfung Entzündung	Für Burn-out und totale Erschöpfung Nervenschmerzen
Rhus tox (7)	C30, C200	Ich finde keine Lage	Unruhe Dauerschmerz Verletzung	Nicht nur für Knochen Wiederaufbau
Stramonium (7)	C200	Leben ist Angst	Nerven verabschieden sich Strampeln kämpfen	NN Verklemmt, abgeklemmt, nichts geht mehr
Symphytum off (7)	C200	Zerbrochen und trotzdem heil	Alles was die Nerven bedrängt	Knochenmark, Schädel

Wenn es um den Kopf geht, dominieren Mittel der Signatur 1 und 7. Da geht es um Anfang und Ende, parallel zum Aufbau des Sonnensystems, wo die Erde von Sonne und Saturn umrahmt wird. Sonne bedeutet Aufbau des neuronalen Netzwerks und Saturn das Gedächtnis.

Hier müssen die beiden Neurotransmitter für Kurzzeit- und Langzeitgedächtnis aktiviert werden: Glutamat und Acetylcholin.

Nur im Falle der Epiphyse werden Mittel der Signatur 2 gebraucht.

Protokolle zur Anwendung bei neurologischen Erkrankungen

ALS **Amiotrophische Lateralsklerose**	**Medorrhinum C200** (3) 1/12h **Hypericum C200** (1) 1/12h

Alzheimer **Allgemeines Demenzprotokoll**	**Helleborus C30** (7) in Tropfen: 1/12h **ADD:** Bei Agitation, Gewaltbereitschaft, Unruhe: **Stramonium C6** (7) oder **C200** 2 Gaben pro Woche (auch Vorbeugung) Falls täglich unruhig: 2 Gaben am Tag, und bei akuter Verschlechterung wiederholen Bei Bewusstlosigkeit, (Synkope), stark reduzierter Gehirndurchblutung: **Lachesis C200** (7) zwei Gaben pro Woche Muskelkrämpfe, Verspannung: **Cuprum met. C200**: (5) 1/12h Immer auf 3 Monate und erneut abwarten

Apoplex (ischämisch)	Akut: **Rhus tox. C30** (7) + **Arnica C3** (1) alle 3h. Reduzieren nach Besserung bis auf 1/12h. **Aconitum nap UT** (7) in Tropfen: 2 Tr/12h (Kreislauf stabilisieren) Sofort bei Verdacht beginnen. Wenn schon länger bestehen sollte, Gabe auf 2x (beides) tägl. begrenzen

Blutiger Apoplex: Blutung im Gehirn→	Bei Hemiparese oder Muskelspasmen in Folge ist diese die beste Option **ADD**: Gefäßverschluss: **Lachesis C200** (7) täglich 1 x Krampf, Unruhe, Agitation: **Stramonium** C200 (7), 1/12h **Hamaelis virg C200** (4) & **Arnica C3** (1) 1 Gabe/3h

Arnold-Chiari-Syndrom; Typ 1 bis 4, Malformation ZNS und Medula Spina bifida	**Symphytum off C200** (7) 1/12h **+ Calcarea phos D3** (3) 1/12h Schmerzen: **Hypericum C200** (1) 1/12h

Dyslexie	**Aethusa cynapium C200** (2) 2 Gaben pro Woche **Calcarea phosphorica D3** (3) 1/12h

Elektrischer Schlag	**Coffea cruda C200**, (4) 1/12h bis besser oder **Aconitum napellus C200** (7) 1 Gabe alle 30 min. bis besser

Epilepsie	**A: Lachesis C200** (7) 1 Gabe alle 3 Tage oder ungrade Kalendertage **Cuprum metallicum C6** (5) 1/12h **B: Cicuta virosa C200** (2) statt Lachesis, dazu Cup met und Passiflora UT 10 Tr

Fazialislähmung (NN Fazialparese)	**Mercurius vivus C200** (3) 1/3h im Akutfall. Wenn die Lähmung schon länger besteht: 1 Gabe 2x/Wo

Fibromyalgie	**A:** **Symphytum C200** (7) 1/12h **Hypericum C200** (1) 1/12h **B**: **Rhus tox. C30** (7) 1/12h und/oder abwechseln mit **Hypericum C200** (1) (mehr gegen Schmerz)

	ADD: Im Schmerz Notfall kann man beide Mittel abwechselnd geben alle 3h Weitere Unterstützung mit **Bryonia alba C200** (4) 1/12h

Gehirntumore **Polypen** (gutartige)	**Ruta C6** (1) **Cal. Phosph D3** (3) beide Mittel 1/12h bis 1/6h, zusammen **A: Thuya occ C30** (7) anfügen; 1/12h **B: Nitricum acidum C3** (1) 5 Tropfen 1/12h
und alle Neubildungen der Hirnanhangs-drüsen oder Raum-fordernden Prozessen inerhalb des Schädels	Beide Mittel zusammen 2x tägl.

Gehirnödem	**Lycopodium C30** (4) als Tropfen, bis zu 1/6h, ggfs. ergänzen mit **Bryonia C30,** (4) in Tropfen oder Kügelchen

Guillain Barré Syndrom	**Stramonium C200** (7) & **Arsenicum álbum C200,** (4,5) 1 Gabe/3h 15 Tage lang Entwicklung abwarten **& Hydrophobium C30:** (1) 1 Gabe/24h

Huntington	A: **Gelsemium C6** (2) 1/12 **Tarantula hisp C200** (4) 1/48h (Typ 4) B: **Kalium phosph D6** (1) bis zu 4 Tabl, /12h **& Cuprum met C200** (5) 1/12h **Rhus tox. C30** (7) 1/12h (Typ 7) ADD Reizbar und unruhig: **Stramonium C200** (7) 1/12h

Kopfschmerzen (einfach)	**A: Belladona C3** (7) & **Ac picricum C200** (1) AKUT (auch machbar: aufgelöst in Wasser) <u>1 Gabe alle 30 min. bis besser</u>

	&. **Sepia C200** (2), aufgelöst in Wasser, 1 Gabe pro Woche **B: Aurum met C200** (1) 1 Gabe alle 3 Tage **& akut: Sanguinaria canadienses C200** (4) mit **Belladonna C3** (7) (geben wie oben) **C: Calc phosph C200** (1) statt Aurum, mit akut Gabe von Acidum carbolicum D6 (1) aufgelöst in Wasser, wie oben,

Lähmungen z. B. nach Schlaganfall **Blutiger Apoplex: Blutung im Gehirn→** **Wirbelsäule**	Akut: **Rhus tox. C30** (7) & **Arnica C3** (1) alle 3h, reduzieren nach Besserung bis auf 1/12h **Aconitum nap UT** (7) in Tropfen: 2 Tr/12h (Kreislauf stabilisieren) Sofort bei Verdacht beginnen. Wenn schon länger bestehen sollte, Gabe auf 2x (beides) tägl. begrenzen Bei Hemiparese oder Muskelspasmen in Folge ist diese die beste Option Gefäßverschluss: **Lachesis C200** (7) täglich 1 x Krampf, Unruhe, Agitation: **Stramonium C200** (7), 1/12h **Hamamelis virg C200** (4) & **Arnica C3** (1) 1 Gabe/3h **ADD: Wirbelsäulenschäden**: genauso Ruta grav C6 & Calc phos D3 geben wie Gehirnprotokoll

Meningitis (Hirnhaut-entzündung)	**A: Belladona C3** (7) + **Cupr met C6** (5) und + **Arnica mont C3** (1), je 1 Dosis pro Stunde abwechselnd B: **Apis mell C6** (1) + **Belladonna C30** (7), 1 Gabe alle 2 h abwechselnd, dazu **Stramonium C200** (7) eine einzige Gabe

Migräne	**Immer: Sepia C200** (2) wöchentliche Vorbeugung: 1 Gabe **Schmerzattacken:** A: **Picricum acidum C200** (1) + **Belladona C3** (7) alle 30 min. 1 Dosis, langsam reduzieren nach Erfolg **B: Carbonicum acidum D6** (1)

Motorische Neuronen (Erkrankung / Schädigung der Neuronen)	**Cuprum met C6** (5) **+ Gelsemium C200** (2) : Beide Mittel zusammen 2 x am Tag

MS: Multiple Sklerose	**A: Ruta C6** (1) 1/12h. Immer zu empfehlen, wenn die graue Substanz betroffen ist. **Calc phos D3** (3) 1/12h **Gelsemium C200** (2) Einsetzen nach Bedarf: 1/6h oder mínimum 2x/Wo **Rhus Tox C30** (7) 1/12h. Kann mit Gelsemium abgewechselt werden. Fall beobachten und nach Entwicklung entscheiden **B**: **Helleborus nig C30** (7) 1/12h; statt Ruta C6 (1) **ADD:** Bei Zittern der Hände/Füsse: **Gelsemium C30** (2) 1/12h Erblindung: **Antimonium crudum C200** (5) 1/12h Spastische Verkrampfung: **Cuprum met. C6** (5) 1/12h

Neuralgischer Schmerz: Herpes	**Hypericum C200** (1) 1/12h bis zu 1/h **Tarentula cubensis C200** (4) bei chronifiziertem (z. B. postherpetischer Neuralgie): 1 Gabe in Wasser lösen und 1/Wo nehmen
Neuralgischer Schmerz Trigeminus und ähnl.	**Hypericum C200** (1) 1/12 bis 1/6 h Kann ergänzt werden mit Belladonna C3 oder Migräneprotokoll

Neurodermitis	**A: Arsenicum alb C200 (4,5) & Hypericum C200 (1) 1/12h + Cantaris C30 (5) 1/24h**

Neuro-Fibromatosen **Schwannom**	**A**: **Hamamelis C200** (4) & **Arnica C3;** (1) 1/12h **B: Calcarea carbonica C200** (Konstitutionstyp...4/6): 2 Gaben/Wo **& Thuya C30**: (7) 1/12h

NF Typ 1 und 2 (auch: Recklinghausen bei Hyper-parathyroid.)	C: **Tuberculinum Bacillum C200** (Konstitutionstyp... 3...) 1 Gabe/2 Wo **& Thuya C30** (7) 1/12h

Parkinson **Siehe auch: Huntington**	**A:** **Gelsemium C6** (2) 1/12 **Rhus tox C30** (7) 1/12h (Typ 7, altersbedingt) B: **Gelsemium C6** (2) 1/12h **Cuprum met C200** (5) 1/12h (Typ 1 & 5, verlebt) **Kalium phospho D6** (1) 1/12h C: **Zincum met C200** (3) 1/12h (Typ 3, überlastet) **Acid hydrocyanicum C30** (7) 1/12h Die Behandlung des Parkinson ist komplex, und die vorgeschlagene Therapie dient der Unterstützung **ADD**: Bei Verdacht auf Gefäßverschluss: immer **Lachesis mutus C200** (7) 1 Gabe /48h dazu

Schwindel (Vertigo, Tinnitus...) Innenohr	**Conium maculatum C3** (2) 1/12h

Tinnitus	**Conium mac C3** (2) 1/12h

Traumatische Hirn Verletzung	**Hammamelis C200** (4) & **Arnica C3** (1) alle Blutungen in geschlossenen Räumen: 1/12h ; Als Akutmaßnahme zur Resorption: alle 2 h 1 Dosis <u>Gehirnverletzung</u> **Cuprum met. C6** (5) 1/12h oder maximal 1x alle 2h, kann auch mit Hammamelis (4) & Arnica (1) abgewechselt werden. **Cuprum C6** (5) ídem: Nervenschäden **Arnica C3** (1) auch ohne Blutungen, wenn Trauma Diese beiden können wieder im 3 h Rhythmus abgewechselt werden.

Traumatische WS Verletzung	**Hypericum C200** (1) 1/12h Wirbelsäulenschäden - Nerventrauma **Arsenicum album C200** (4,5) (alle stumpfen Traumata mit möglicher Verletzung, BEUGT SEPTISCHER AUFLÖSUNG VOR. In einer Wasserflasche mischen und alle 2-3 h Schlückchen trinken **Symphytum off C200** (7) 1/12h WS Schäden knöcherne Verletzung **ADD:** Spasmen / Verkrampfung **Cuprum met. C200** (5) oder **C6** nach Bedarf

Vertigo	**Conium mac C3** (2) 1/12h

Kapitel 2: Herz-Kreislauf und Augenheilkunde (Typ -1-)

Die spannendsten Mittel bei Kreislauf und Augenheilkunde

NAME	POTENZ	CHARAKTER	ANWENDUNG	PRAKTISCH
Aconitum nac (7)	UT, D4, C30, C200	Das letzte Stündlein	Heftig, akut Schmerz Kreislauf	Rettungsmaßnahme
Argentum nitricum (2)	C200	Hoffnung	Erneuerung trockenes Gewebe	Augen, Oberflächen, „kolloidales Silber"
Arnica montana (1)	C3	Unzerstörbar	Verletzung	Blut, Quetschung, Unfall, Akut
Calcarea phosph (3)	D3, C3, D6	Der Knochen	Entzündung Aufbau Reparatur	Stützt mit Symph die Knochen
Cuprum met (5)	C6, C200	Krampf	Epilepsie Verspannung Spannungs Schmerz	Alles was unter Verspannung schmerzt
Gelsemium (2)	C6, C200	Angespannte Erwartung	Langsam aber sicher schlechter	Kontrollverlust Aufgeben
Hamamelis virg (4)	C200	Feststecken	Blutgefäße regulieren	Venöse Staus und arterielle Verbesserung
Hypericum perf (1)	C200	Das Arnica der Nerven	Schmerz Neuralgie Überreiztheit	Passt eigentlich immer
Kalium phosphoricum (3)	D3, D6, C3	Energie	Schmerz Erschöpfung Entzündung	Für Burn-out und totale Erschöpfung Nervenschmerzen
Lachesis (7)	C200	Nerven liegen blank	Überreizt	Etwas wieder in Fluss bringen, Stockung, Enge überwinden

Hier gilt dasselbe wie für das ZNS. Da es sich um "Leben oder Tod" Themen handelt, sind die beiden Signaturen 1 und 7 gefragt. Je gefährlicher eine Krankheit desto häufiger werden wir Mittel der Signatur 7 anwenden. Signatur (4) steht für "Herz" und "Blut", nach Scholten für "Soldat" (Eisenserie).

Bei Augenerkrankungen finden wir auch Signatur 3, das Schleimhäute beteiligt sind.

Protokolle zur Anwendung bei Blut/Kreislauf Erkrankungen

Anämie, Thalassemie, Aplastische Anämie	**A: Natrum mur C30,** (4) 1 Gabe/d **& Kalium mur D3** (4) & **Ferrum phosph D3** (4) 2 Tabl. zusammen /12h **& Vitex negundo UT** (4) 5-10 Tropf /12h ADD: Wenn außerdem Fieber: **Belladonna C3** (7) in Tropfen, SOS 1/30min. bis besser **B:** idem oben aber **Natr mur** (2) in C1000 und **ADD**: Hamamelis C200 (4) & Arnica C3 (1), 1/12h beide zusammen

Aneurismatische Gefäß Erweiterungen	**Hamamelis C200** (4) & **Arnica C3** (1) 1/12h

Infarkt (Akuter Koronar Vorfall, AIA)	**A: Rhus tox. C30** (7) & **Arnica C3** (1) 1/3h, je nach Besserung Abstände vergrößern **Lachesis C200** (7) 1/24h **ADD**: Vorbeugung Herzschwäche und Stabilisierung Rhythmus: **Crataegus oxyacantha UT** (1), 10 Tropfen 1 – 2 x tägl. Beide Mittel müssen sehr lange genommen werden, mínimum 1 Jahr

Herz-Rhythmus-Störung Arrhythmie Siehe auch: Vorhofflimmern (VF)	**Lachesis C200** (7) **Crataegus oxyacantha UT** (1) 5 Tropfen /12h Beide Mittel im Wechsel (von 6 -12h) geben

Hypertonie Bluthochdruck	Zunächst stressende Situationen klären, Lebensstil, Salz, Tabak, Alkohol... **A: Notfall: Aconitum UT** (7) 2 – 4 Tropfen... Niemand wird Aconitum UT Tropfen bekommen können. Erste Dilution in EU ist D4. Also hiervon etwa 10 Tropfen geben, 1 Gabe alle 15 min, 3 Wiederholungen. Falls dies öfter geschehen sollte: Aconitum UT/D4 1/12h Standard: **Rhus tox C30** (7) & **Aconitum nap C200** (7) als Tropfen 3-5 Tropfen 1/12h **B: Glonoinum C30** (2) 1/12h **ADD:** präcordialer Druck ("Angina"): **Rauwolfia serp UT** (7) (Potenz siehe wie oben: D4!), 5-10 Tropfen 1 Gabe/12h

Lymphangitis & **Lymph-Adenitis (Schweißdrüsen)**	**A: Hepar sulph C6** (3) 1/12h **Tuberculinum bacilium C200** (3) 1 Gabe alle 2 Wo **B: Thuya occ C30** (7) 1/12h **C: Cistus canad C6** (5) 1/12h ADD: Gefäße regulieren: Hamamelis virg C200 (4) & Arnica mont C3 (1) 1/12h

Lymphödem (Lymph Stau)	**A: Lycopodium clav C30** (4) in Tropfen, 1/12h bis besser ADD: Hamamelis & Arnica **B: Bryonia alba C200** (4) 1/12h

Varizen: Ulcus	**A: Lachesis mut C200** (7) 1 Gabe alle 3 Tage **& Hypericum perf C200** (1) **& Arsenicum alb C200** (4,5), jeweils 1 Gabe /3h

Buerger: idiopath Gefäß Verstopfung	**B: Hamamelis virg C200** (4) & **Arnica montana** (1) 1/12h & **Carduus marian UT** (6) 10 Tropfen 1/12h **C: Pulsatilla C200** (5) 1 Gabe /48h (ungrade Kalendertage), statt Lachesis, restl gleich wie (A)

Vorhofflimmern (VF)	**Lachesis C200** (7) **Crataegus oxyacantha UT** (1) 5 Tropfen /12h Beide Mittel im Wechsel (von 6 -12h) geben

Protokolle zur Anwendung in der Ophtalmologie

Dakryocystitis; Verstopfter Tränenkanal; Infekt vordere Augenpol	**A: Silicea C200** (1) & **Hepar sulph C6** (3) 1/12h **B: Argent nitricum C200** (2) **& Silicea** (1) wie oben Akut: verstärken mit **Merc solub C200** (3) 1/12h

Glaskörper Blutung Jede Blutung im Auge	**Hamamelis C200** (4) & **Arnica C3** (1) 1/6h **Crotalus horridus C6** (7) 1/12h

Iritis	**Syphilinum 30CH** (1) 1/12h bis 1/3h

Hornhaut-Verletzung	**A: Syphillinum C30** (1) 1/12 h bis zu akut 1/3h **& Antim. Crud. C6** (5) 12 Streukügelchen in 5ml sterilem Wasser (oder Linsenflüssigkeit) lösen und als A.Tropfen geben, 2 Tr/beide Augen **B: Antim crud C200** (5) 1 Gabe alle 2 Tage **Arsenicum alb C200** (4,5) akut 1/8 oder 1/12h, sonst: 1/d Dazu: die Augentropfen wie beschrieben

Katarakt ("Grauer Star") (Stoppen der Evolution)	**Calcarea carbonica C30** (1) 1/12 h

Konjunktivitis (infektiös)	**A: Argentum nitricum C200** (2) akut: alle 3 h **& Mercurius solubilis C6** (3) auch alle 3 h, weniger häufig nach Besserung B: **Belladonna C3** (7) 1/12h

Konjunktivitis (allergisch)	**Medorrhinum C200** (3) 1/6h bis 1/12h, wenn außerdem allg. Symptome: **Syphillinum C30** (1) 1/12h
Konjunktivitis (Überlastung)	**A: Euphobium D3** (3) + als Augentropfen wie beschrieben bei “Hornhaut”, 1/3 bis 1/12 h **B: Argentum nitricum C200** (2) 1/12h bis 1/6h

Makula Degeneration (trocken, altersbedingt)	**A: Phosphorus C200** (3) 2 Gaben/ Wo auf 2 – 3 Monate und beurteilen B: **Argentum nitr C200** (2) 1/12h
Makula (feucht)	**A: Phosphorus C200** (3) 1 Dosis alle ungraden Kalendertage **& Lycopodium C30** (4) in Tropfen 1/12h **B:** an anderer Stelle wird zusätzlich empfohlen: **Ruta C 6** (1,4) 1/12h **Calc phos D3** (3) 1/12h

Miopia progressiva (fortschr. Kurzsichtigkeit)	**Ruta C6** (1,4) täglich 1x oder 2 Gaben Kinder: alle 2 Tage 1 Gabe mindestens
Miopia magna mit Makula Degeneration	**Antimonium crudum C200** (5) 2 Gaben pro Woche **Calcarea carbonica C30** (1) 1/12h

Kapitel 3: Hormone und Geschlechtsorgane (Typ -2- & Typ -6-)

Die spannendsten Mittel bei Endokrinologie

NAME	POTENZ	CHARAKTER	ANWENDUNG	PRAKTISCH
Aurum metallicum (1)	C30, C200	Lebensbaum	Kraftverlust	Gametogenese, Potenz, Wiederherstellung
Bromum (Bromium) (6)	C 6	Hormone!	Endokrine Steuerung	Hormonmangel oder Überschuss, Neueinstellung
Conium macculatum (2)	C3, C1000	Befleckte Ehre	Wucherung Familienehre	Weibl. inneres Genital, alles was anfällt
Lycopodium (4)	C30	Alles viel zu viel	Überanstrengt	Kontrolle Flüssigkeiten Ödem, Lymphödem
Medorrhinum (3)	C200, C1000	Zerbrechlich	Entzündungen Gelenke	Hohe Analysewerte, schmerzhafte Entzündungen
Sepia (2)	C6, C200	Schlapp	Unterfunktion Langsam schlechter	Prolaps, Absenkung, nicht funktionell
Thuya occident (7)	C30, C1000	Knotig knorrig	Verhärtung, Funktionsverlust	Lymphknoten, Tumore, knotige Gewebe

Alle Störungen des endokrinen Regelmechanismus: Das ZNS Protokoll verwenden, zusätzlich zur spezifischen Therapie:
Ruta grav C6 (1,4) 1/12h
Calc phosph D3 (3) 1/12h zusammen immer erst mal 3 Mo

Beim Thema Hormone spielen verschieden Organe eine Rolle. Zuerst der Hypothalamus, der die Liberine an die Hypophyses schicken muss, dann die entsprechenden Drüsengewebe und die Fortpflanzungsorgane selbst.

Daher gibt es ein Protokoll für den Hypothalamus mit der Signatur 1, viele Mittel mit der Signatur 6, die auf die Produktion der Hormone einwirken, und Mittel der Signatur 2, die die entsprechenden Sexualorgane behandeln.

Bei Funktions-„Zerstörung“ (Verlust) tritt auch Signatur 7 auf.

Protokolle zur Anwendung bei Geschlechtsorganen und Hormon-Erkrankungen

Beckenboden-entzündung, infektiös oder überlastet **Bei HPV (+)**	**A: Medorrhinum C200** (3) 1 Gabe/24h **& Apis mellifica C6** (1) bei akut 1/2h **& Conium mac C3** (2) & **Sepia C6** (2) 1/12h beide zusammen; Vorbeugung gegen Tumor und Hormon stabilisierend, Prolaps **B: Thuya occ C30** (7) 1/12h **ADD:** bei starkem Beckenboden Schmerz: **Belladonna C3** (7) 1/12h bis 1/2h **ADD**: Verdacht auf Malignität durch chron. Entzündung (z. B. HPV): **Carbo animalis C200** (7) 1/12h Etwa 3 Mo

Cushing Syndrom: Corticoid (Cortisol) Überschuss	**Apis mellifica C6** (1) **Lycopodium C30** (4) zusammen 1/12h etwa 3 Mo

Diabetes mellitus **Egal ob 1 oder 2 Signatur zusätzlich beachten!**	**A: Hellonias C200** (2) 2 Tropfen 1/12h (zwischen 2 und 5 Tr) **Cefalandra indica UT** (2) 10 Tropfen 1/12h (zw 3 und 10 Tr) **B: Hellonias C200** (2) wie oben **& Iodum C200** (7) auch 1/12h Unter Protokoll "B" kann man Insulingaben und Medikation langsam zurückfahren. Auch sinkt die Resistenz gegen Insulin. **ADD:** Verstärkung der oberen: **Hyosciamus C200** (7) 1 – 2 /12h

Endometriose	A: **Hamamelis C200** (4) & **Arnica C3** (1) 1/12h **Sepia C6** (2) & **Conium C3** (2) 1/12h Resorbiert Blut und verhindert Gefäßneubildung **B: Hamamelis C200, & Arnica C3** wie oben & **Apis mellifica C6** (1) 1/12h. **C: Aurum muriaticum nantronat D6** (1) **Conium maculatum C3** (2) gemeinsam 1/12h

Fibrozystische Mastopathie	**A: Bryonia alba C30** (4) 1/12h Wenn persistenter: das Brustkrebs Protokoll **Phytolacca deca C200** (7) 1/12h **ADD**: ggfs. mit **Conium mac C3** (2) 1/12h auf 3 Mo (Angst?) **B: Thuya occ C30** (7) & **Calc fluorica D3** (7): 1/12h **ADD: Conium mac C1000** (2) 1 Gabe in Wasser alle 10 Tage **ADD:** Wenn sich Brustkrebs herausstellt: **Carcinosinum C30** (7) 1/48h

Gicht: Harnsäure Überschuss	**A: Medorrhinum C200** (3) 1 Gabe 2x/Wo **Ledum palustre C200** (4) zusammen mit **Belladona C3** (7) bei akutem Schub: 1/12h bis 1/6h. Bei sehr schmerzvollem Schub: **B:** Medorrhinum im Wechsel alle 2-3h mit Belladona und Ledum.

Hirsutismus & Virilisierung	**A: Thyroinum C200** (6) 1/24 **Lycopodium clav C30** (4) Tropfen, 2 x 10 **Sabal serrulata UT** (1) 10 Tropfen 1/12h Si**licea D12** (1) 1 Tabl. 1/12h **B**: **Ovarian C30** (2) 1/12h **Conium mac C1000** (=1M) (2) 1 Gabe alle 10 Tage

Hitzewallungen	**Sulfur C200** (7) täglich, bis zu 1/6h

Hyper-Para-Thyreoidismus	**A: Bromum C200** (6) 1/12h B: Wenn außerdem Herzklopfen auftritt: **Iodum C200** (7) ADD: Herzrhythmus ungleichmäßig: **& Crataegus UT** (1) 5 Tropfen zur Nacht

Hyper-Thyreoidismus	**A: Iodum C200** (7) 1/12h **& Crataegus UT** (1) 5 Tropfen /12h oder zur Nacht **B: Bromum C6** (6) 1/12h CAVE: da Bromum ein Hormonmodulator ist, gebe ich meist in allen Fällen die selbe Kombination A&B

Hypo-Gonadismus, Chryptorchidie Gynekomastie **(Mangel an männl. Hormonen)**	**A: Aurum metall C200** (1) 1 Gabe alle 3 Tage **& Bromium C6** (6) 1/12h **B: Iodium C200** (7) 1/12h **ADD:** zu langsame Entwicklung: **Baryta carb C200** (2) **ADD:** verhärtete Drüsen: **Thuya occ C30** 1/12h (7) **ADD:** Kalt, langsam, viel Fettgewebe: **Thyroidinum C200** (6) 1/24h

Hypo-Thyreoidismus	Autoimmune Ursache: **Bromium C6** (2) 1/12h (unterstützt das Immunsystem) **Lycopodium C30** (4) 1/12h in Tropfen Die Therapie wird mindestens 1 Jahr beibehalten, dann geprüft: wenn die Hormone wieder ausreißen ein 2. Jahr. Später die Abstände verlängern. Kalter Knoten: Krebstherapie (¡!) **Thuya C30** (7) 1/12h **Bromium C6** (6) 1/12h Gewichtszunahme: **Calcarea carbonica C200** (4) 1/ 2x pro Wo **Bromium C6** (6) bleibt Wenn viel Flüssigkeitsstau: **& Lycopodium clavatum C30** (4) 10 Tropfen /12h

	Unterentwickeltes Kind/Baby **Aethusa cynapium C200** (2) 1/12h

Impotenz	**A: Aurum metallicum C200** (1) zwei Gaben pro Wo **B: Phosphoricum acidum C6** (3) 1/12h

Metrorrhagie (Gebärmutter Blutungen)	**A: Ammonium carb C200** (5) 1 Gabe alle 10 Tage auf 3 Mo wie immer: **Arnica C3 / Hamamelis C200** 1/12h. Auf 1/3h erhöhen, wenn viel Blutverlust Bei starker Blutung kann "**Citrus vulgaris UT**" (1) (Zitronensaft) 3-5 Tropfen alle 3h genommen werden Die Ursache sollte sofort abgeklärt werden und entsp. Weiterbehandlung

Myom (Gebärmutter) Zysten	**Conium maculatum C3** (2) 1/12h 6 Mo und nachsehen Mit Zwischenblutungen: wie immer: **Arnica C3 / Hamamelis C200** 1/12h. Auf 1/3h erhöhen, wenn viel Blutverlust

Papilomavirus (HPV +)	**Thuya C30** (7) 1/12h 6 bis 12 Mo

Prolactinom	**Ruta C6** (1,4) & **Calc phos D3** (3) das ZNS Tumorprogramm anwenden: 1/12h beide zusammen

Prolaps; Gebärmutter-Vorfall	**A: Conium mac C3** (2) 1/12h **Calcarea fluorica D3** (7) 1/12h **B: Thuya occ C30** (7) 1/12h **Conium mac C1000** (2) in Wasser, 1 Gabe alle 10 Tage **C: Calcarea carbonica C200** (1) 1/12h **&. Hydrastis can C200** (4) 1/12h **ADD:** In Seminaren wurde **Sepia C6** (2) 1/12h empfohlen

Prostata Hyperplasie	**A: Medorrhinum C200** (3) 1 Gabe/48h (ungrade Kalendertage) **& Cantharis C200** (5) 1/12h

(BPH) Prostatitis Vorbeugung CA	**ADD**: falls prostatische Beschwerden (Polaquiurie...) **Sabal serulata UT** (1) 5-10 Tropf /12h Nach 3 Mo Größe kontrollieren, falls gewachsen: **B: Thuya occ C30** (7) 1 Gabe/12h; **&. Sarsaparilla off C30** (5) 1/12h **C: Conium mac C1000** (2) flüssig, 1 Gabe/10 Tage **Cantharis C200** (5) 1/12h

Regelschmerz (Dysmenorrhoe)	Bei primärer Dysmenorrhoe Standardprotokoll, bei sekundärer Ursache abklären Standardprotokoll: **A: Pulsatilla nigrigans C30** (5) 1 Gabe /48h auf 3 Mo **Magnesia phosph D3** (5), bis zu 5 Tabl. alle 20-30 min. in warmen Wasser ("Heisse 7") **B: Sepia C200** (2) **statt Puls nigr** **C: Außerdem Conium maculatum C3** (2) beide zusammen während der Regel, 1/12 bis 1/6h

Mastalgie	**Bromium C6** (6) 1/12h

Sterilität	Weibl.: Verbessern der Empfängnis: **A: Calcarea carbonica C30** (1) 1/12h auf 3 Mo, wenn kein Erfolg wechseln auf **B: Sepia C6** (2) & **Conium mac C3** (2) 1/12h Mänl.: Oligospermie: **Aurum metallicum C200** (1) 1/12h 3 bis 6 Mo ADD: Mens unregelmäßig oder Adnex verklebt: **Sepia C200** (2) 1 Gabe /3 Tage, 3 Mo

Übergewicht Bauch-Umfang	**Graphites C200** (1) eine Gabe am Tag

Vaginitis / Vulvitis: Candidiase	**Nitricum acidum C3** (1) in Wasser gelöst, 1/12h **Kreosotum C200** (6) 1/12h **Carbo animalis C200** (7) 1/12h

	Die Mittel können alle 3 h abgewechselt werden oder das am besten ansprechende Mittel 1/12 bis 1/3 h auf 14 Tage gegeben werden

Wuchs / körperliche Entwicklung steuern	**Psorinum C1000** (1) 1x / Mo auf 4 Monate und nachmessen ggfs. beibehalten

Kapitel 4: HNO (Typ -3-)

Die spannendsten Mittel bei HNO Erkrankungen

NAME	POTENZ	CHARAKTER	ANWENDUNG	PRAKTISCH
Arnica montana (1)	C3	Unzerstörbar	Verletzung	Blut, Quetschung, Unfall, Akut
Hamamelis virg (4)	C200	Feststecken	BlutGefäße regulieren	Venöse Staus und arterielle Verbesserung
Hepar sulphur calc (3)	C6, C200	Eiterblase	Infekte Phlemone	Alles was droht schmutzig zu werden
Kalium muriaticum (3)	D3, D6, D30, C30	Schleim	Wässrige – subchronische Entzündungen	Entzündung der Oberflächen im HNO
Lycopodium (4)	C30	Alles viel zu viel	Überanstrengt	Kontrolle Flüssigkeiten Ödem, Lymphödem

HNO Erkrankungen haben entweder mit Flugallergenen oder mit Schleimhäuten zu tun, dann wird Signatur 3 am meisten eingesetzt. Bei Gefäß-Steuerungsproblemen wie zum Beispiel Kälte, Schnupfen, Schleim, tritt Signatur 4 in den Vordergrund.

Allgemeine Maßnahmen sprechen auf Signatur 1 (Aufbau) oder Signatur 7 (Unterdrückung) gut an.

Protokolle zur Anwendung bei Hals-Nasen-Ohren-Erkrankungen

Allergien (Liste kann beliebig erweitert und interpretiert werden) **Ergebnis: immer die Signatur stützen**	**Standardprotokoll**: Siehe Quincke Ödem... Auf Tierhaar: **Tuberculinum bac C200** (3) 1 Gabe/2Wo Milchprodukte: **Aethusa C200** (2) 1/12h **Nahrungsintoleranz**: **A: Bovista C200** (2) 1/12h **& IPECA C30** (7) **B: Merc solub C6** & **IPECA C30** 1/12h **C: Lycopodium C200** (4) & **Ars album C3** (4,5) 1/12h **A:** Allgemeine Unterstützung bei Allergie: **Calcarea carbonica C1000** (1) eine Gabe/Wo in der entspr. Jahreszeit; oder Calc carb **C200** 1 Gabe alle 2 Tage Bei schlechter Ernährung (Junk food): **Nux vom C30** (4) oder **Pulsatilla C30** (5) 1/12h (Signatur beachten) Bei gleichzeitigem Diab. Mellitus: **Helonias dioica C200** (2) alle 2 Tage **B:** Allgem. Unterstützung: **Tuberculinum bov C200** (3) 1 Gabe alle 2 Wo (Sig beachten) **ADD:** gegen die Nies-Anfälle **Arsenicum album C6** (4,5) nach Bedarf (1/30min)

Amygdalitis / Tonsillitis Mandelent-zündung, eitrig, mit Fieber	Bei wiederholten Prozessen über das Jahr: **Hepar sulfur C200** (3) 1/12h auf 3 Monate!! **ADD**: wenn plötzlich akuter Verlauf: zusätzlich **Belladonna** C3 und C30 (7) im Wechsel, alle 3h Einmaliger Prozess: **Mercurius cyanatus C200** (3) zusammen mit **Belladona C3 / C30** (7) Nach der ersten Episode (Kleinkind) 3 Monate fortsetzen **ADD:** wenn zusätzlich allgem. Erkältungssymptome auftreten: **Eupatorium perfoliatum C30** (2) alle 2-3 h

Erkältungen	**A: Arsenicum album C6** (4,5) 1 Gabe alle 3h, größere Abstände nach Besserung **Aconitum nap C200** (7) & **Bryonia alba C30** (4) 1/6h oder öfter **Sanguinaria canad C200** (4) 1/12h **B**: **Eupatorium perfoliatum C30** (2) an Stelle von Ars alb (siehe Sig)

Epiglotis – submuköse Zysten	**Hepar sulph C200** (3) 1/12h **Hamamelis virg C200** (4) 1/12h **Arnica mont C3** (1) 1/12h

Epistaxis (Nasenbluten) **Polypen**	**A: Bryonia alba C30** (4) 1 Gabe alle 2 Tage **& Ferrum phosp D3** (4) 1 Tabl. alle 10 min. wenn Blutung **B: Lachesis mut C200** (7) 1 Gabe alle 2 Tage & **Hamamelis virg C200** & **Arnica C3** 1/15min. bis STOP. Fortsetzen mit 1/12h auf 3 Mo um Nase abzuheilen **C**: Nasenpolypen: **Thuya occ C30** (7) 1/d & **Sanguinaria can C200** (4) 1/d

Glossitis (Entzündung der Zunge / Z-Bereich) Vitamin B Mangel beachten! **Candidiase**	**Merc solub hahn C200** (3) 1 / 3h bis 1/48h, nach Bedarf wiederholen: dabei 12 Kügl in 5ml Wasser lösen und jedes Mal 10 Tropfen geben **Kalium mur D3** (3) 2 Tabl. 2x tägl. lutschen **B: Nitricum acidum C3** (1) 1/12h auf 3 Mo (An Stelle Merc sol – (3)) & Kalium mur wie oben

Hörsturz: **& zunehmende Vertaubung**	**A: Psorinum C1000** (1) 1 Gabe alle 2 Wo **& Pulsatilla nigricans C30** (5) 1/24, je akuter, desto öfter, bis 1/6h bis zu einem Monat **B: Tellurium C200** (6) 1 Gabe alle 3 Tage **Kalium mur C30** (3) 1/12h **ADD:** wenn der Prozess mit Tinnitus einhergeht: **Con mac C3** (2) 1/12h

Laryngitis (Kehlkopf und Stimmbänder)	**A: Hepar sulph C200** (3) 1/12h, auf keinen Fall mit irgendetwas gurgeln! **B: Causticum C200** (1) 1 Gabe alle 3 Tage. Oder: **C: Arg metall C200** (2) **ADD:** Als Reparaturmaßnahme der Schleimhäute **Kalium mur D3** (3) 1/12h & **Carbo veget C30** (7) 1/24h

Meniere; Innenohr Durchblutung	**A: Tellurium C200** (6) zwei Gaben / Wo **Conium maculatum C3** (2) 1/12h Auch gut gegen Schwindel aus dem Innenohr **B: Hyoscyamus niger C200** (7) statt Tellurium **ADD**: Wenn außerdem akuter Schwindel bei jeder Bewegung **Theridion C200** (4) 1 Gabe jeden 2. Tag bis besser

Nebenhöhlen Entzündung	**A: Sanguinaria canadensis C200** (4) 1/12h **Kalium bichromicum C30** (4) 1/12h **B:** Sanguinaria mit **Belladonna C3** (7) alle 2-3 h geben

Aphten; Risse in Schleimhaut	**Mercurius solubilis C200** (3) 1/12h

Otitis externa; Entzündung und Schmerz im Gehörgang **Otitis media:**	Innere Anwendungen (oral) **Psorinum C1000** (=1M) (1) wenn immer wieder Otitis, 1 Gabe 2x im Monat 3 Mo **Pulsatilla nigrians C30** (5) 1/12h Im Wiederholungsfall: **P nigr C200** 1/12h auf 3 Mo Wenn sehr schmerzhaft: Äußere Anwendung in abgekochtem Wasser **Chamomilla C30** (1) lösen, 10 Tropfen auf die Zunge und intern 1-2 Tr in das Ohr. Falls ungenügend: **Acid carbolicum D6** (1) auflösen (1g / 10 ml Wasser) und als Ohrentropfen verwenden bis Schmerz nachlässt

	Mit Verletzung des Knochens (Mastoiditis): **Symphytum off C200** (7) 1/12h & **Sanguinaria canad C200** (4) 1/3h Akuter Schub, Schmerzen Innenohr: **Hepar sulfur C200** (3) & **Belladona C3 /C30** (7) alle 3 h abwechselnd
Otitis serosa; Flüssigkeit im Innenohr	**Kalium muriaticum D30** (3) in Tabletten**:** 1 Tabl. 2 x tägl. lutschen, soll Flüssigkeit im Ohr resorbieren

Pharyngitis; Halsentzündung	**Hepar sulfur C200** (3) 1/12h, bis zu 3 Mo akuter Schub: **Hepar sulfur C200** (3) **& Belladona C3 / C30** (7) im Wechsel, alle 3h

Quincke Ödem (Angio-Ödem) Subcutan/ submuköse (allerg) Schwellung	**Apis mellifica C6** (1) 1/12h. Wenn sehr heftig 1/3h

Rhinitis allgem: "Nasenlaufen"	**Calcarea carbonica C1000** (1) eine Gabe /Wo, verbessert die Abwehr und hält lange an. Nach Bedarf fortsetzen (Chron Rhin: 3 Mo) Niesen ("schnupfen") **Arsenicum album C6** (4) (siehe "Erkältungen") Verstopfte Nase: **Sanguinaria canadensis C200** (1) 1/12h. Wiederholen / fortsetzen (alle 3 h) bis die Nase wieder frei ist
Rhinitis allergica	**A: Calcarea carbonica C1000** (1) eine Gabe / Wo in der entspr. Jahreszeit. **B: Psorinum C1000** (1) 1 Gabe alle 2 Wo (Sig beachten) **Allium cepa C30** (2) 1/48h **Arsenicum album C6** (4) gegen die Nießanfälle

Tinnitus; Ohrgeräusche	**Tellurium C200** (6) zwei Gaben / Wo **Conium maculatum C3** (2) 1/12h Auch gut gegen Schwindel aus dem Innenohr

Kapitel 5: Lungenheilkunde (Typ -3-)

Die spannendsten Mittel

NAME	POTENZ	CHARAKTER	ANWENDUNG	PRAKTISCH
Bryonia alba (4)	C30, C200	Könnte noch schlimmer werden	Serös, schleimig, Wasser, atemlos	Keine Luft! Wasser statt Atemluft
Calcarea carbonica (1)	C30, C200	Was muss, das muss	Schwache Lungenprozesse	Asthma, Husten, trocken, chronifizierend
Hepar sulphur calc (3)	C6, C200	Eiterblase	Infekte Phlemone	Alles was droht schmutzig zu werden
IPECA (7)	C30	Weg damit	Schleim schlucken	Kinder häufiger als Erwachsene: Husten, Magen, Schleim
Kalium muriaticum (3)	D3, D6, D30, C30	Schleim	Wässrige – subchronische Entzündungen	Entzündung der Oberflächen im HNO
Lycopodium (4)	C30	Alles viel zu viel	Überanstrengt	Kontrolle Flüssigkeiten Ödem, Lymphödem
Lachesis (7)	C200	Nerven liegen blank	Überreizt	Etwas wieder in Fluss bringen, Stockung, Enge überwinden

Bei Atemwegerkrankungen liegt Signatur 3 vorn: Hier werden die ursprünglichen Abwehrstoffe gebildet, die später als "Prozess der Schleimhauterkrankung" ("MALT, BALT…") Berühmtheit erlangen. Klassiker sind die "Asthmakinder" oder die "Schleim" Probleme, gleich nach HNO: Mandelprobleme.

Kommt das Thema „Sucht" und/oder „Emotion" auf, taucht 5 auf, z. B. bei COPD (durch Rauchen…).

Dazu kommen die Überlastungsprobleme der Signatur 4: Extreme Sportaktivitäten, wässrige Einlagerungen bei anhaltender Entzündung.

Protokolle zur Anwendung in der Lungenheilkunde

Asthma	Kinder: (Signatur beachten!) **Calcarea carbonica C30** (1) 1 oder 2 Gaben am Tag. Damit soll auf Dauer die Frequenz der Anfälle gesenkt werden. Vorsicht mit Typ 3 Kindern! Zusätzlich immer Atemwege frei halten! Zum Beispiel **Merc solub C30** (3) geben. (1-2/Wo) Cal carb ist bei allen "schwachen Lungenprozessen" ein guter Immunbooster Atemnot: siehe "Erwachsene" Erwachsene: (Signatur!): **Lachesis C30/C200** (7) Vor allem die reiferen Semester: wie oben Mittlere Alter: Atemnot "Brustenge" nimmt zu: **Bryonia C30 oder C200** (4) 1-2 Gaben/Tag, zusätzlich Aconitum **C200** (7) geben (Spitzname: Bryonicum.) Notfall: **Chelidonium D6** (6) in Tropfen, 5 Tropf/2-3h Vorbeugung: **Psorinum C1000**, (1) 1/Monat ©NP Husten mit Auswurf, fester Schleim **A: Ipeca C30** (7) 1/12h im Notfall 1 Gabe alle 1-2h **B: Kalium Iodatum C6** (6) Gemeinsam decken diese beiden Mittel 80% der Fälle ab
Asthma, akuter Anfall als Notmaßnahme **"Pfeifen auf der Lunge"**	**Ipeca C30** (7) alle 1-2h und bei wenig verbesserter Atemnot wechseln auf **Kalium iodatum C6** (6) flüssig (aufgelöst, 12 Küg in 5 ml) und 5 Tropfen alle 30-60 min. wiederholen

Bronchiektasie	**Calcarea carbonica C200** (1) täglich eine Gabe **Ipeca C30** (7) 1/12h bis Episode gelöst Bronchiektasie mit trockenem Husten und Blut **Bryonia C30 oder C200** (4) 1-2 Gaben/Tag, und wenn Bluthusten zunimmt, zusätzlich **Aconitum C200** (7) geben (Spitzname: Bryonicum.)

Bronchitis, akut	**Bryonia alba C30** oder **C200** (4) **& Aconitum napellus C200** (7) (zusammen geben) alle 3h Trockener Husten: **Hepar sulfur C200** (3)

	<u>Akuter asthmatischer Anfall:</u> **Ipeca C30** (7) 1Gabe/1-2h. Wenn keine Besserung wechseln auf **Kalium iodatum C6** (6) flüssig (aufgelöst, 12 Küg in 5 ml) und 5 Tropfen alle 30-60 min. wiederholen

COPD (chron obstrukt Atemwegs-erkrankung)	**Chelidonium maj D6**(6) 1 Gabe alle 3 h, bei Besserung reduzieren **& Hepar sulph C6** (3) 1/12 bis 1/6h **Kalium carb C200** (4) in Tropfen 1/48h **Kalium iodat C6** (6) "Atemnot" Protokoll

Haemoptisis ("Bluthusten") **Diagnose sichern!**	**Hamamelis C200** (4) & **Arnica mont C3** (1) **Notfall** 2 bis 3/Tag Weiter: siehe Lungenemphysem Dazu immer **Kalium muriat D3,** (3) 1 Gabe/12h & **Ferrum phos D3** (4) 1 Gabe /12h

Lungenemphysem	Anfangsstadium: **Kalium carbonicum C200** (4) 1/48h **Kalium mur D3** (3) 2x tägl. 2 Tabl. Wenn trockener Husten mit Auswurf: **Ferrum phosph D3** (4) 2 Tabl. 2x tägl. <u>Wenn ein Prozess chronisch wird:</u> **Lachesis C200** (7) an Stelle von K carb **& Hepar sulfur C6** (3) & **Chelidonium D6** (6) 1/12h bis 1/6h

Lungenfibrose **(auch: Sarkoidose)**	Depoterkrankungen des Bindegewebes (allgemein): **A: Kalium carb C200** (4) 1 Gabe alle 2 Tage **Hepar sulph C6** (3) & **Chelidonium maj D6**, (6) 1 Gabe /3h im Wechsel **ADD**: Husten, Schleim, Atemnot: **IPECA C30** (7) 1 Gabe /1-2h **B: Lachesis mut C200** (7), 1 Gabe /48h **& Bryonia alba C30** (4) **& Kalium iodatum C6** (6) **& Aconitum nap C200** (7), gemeinsam in Wasser gelöst, 1 Gabe /3h im Wechsel mit Bryonia

SARS: akutes Atemwegs Syndrom (oder: verschärfte Erkältung)	**Lachesis mut C200** (7) 1 Gabe jeden 2. Tag (ungrade Kalendertage) **Chelidonium maj D6** (6) **& Hepar sulph C6** (3) alle 2-3 h **ADD**: Schleimhaut: **Kalium muriat D3** (3) & **Ferrum phosph D3** (4) , 2 x 2 Tabl. zusammen

Schnarchen	**Sanguinaria can C200** (4) 1/12h **ADD:** „Zuviel", Essen, Rauchen **Chelidonium maj D6** (6) 1/12h **ADD**: Schleimhaut: **Kalium muriat D3** (3) 2 x 1 Tabl. zusammen

Quincke Ödem (Angio-Ödem) Subcutan/ submuköse (allerg) Schwellung	**Apis mellifica C6** (1) 1/12h. Wenn sehr heftig 1/3h

Trockener Husten	**Hepar sulfur C200** (3) 1/12 bis 1/6h

Kapitel 6: Bewegungsapparat (Typ -4-)

Die spannendsten Mittel

NAME	POTENZ	CHARAKTER	ANWENDUNG	PRAKTISCH
Bryonia alba (4)	C30, C200	Könnte noch schlimmer werden	Serös, schleimig, Wasser	Gelenkerguss
Calcarea phosphorica (3)	D3, D6	Die Stütze	Knochenkalk Orthopäd. Energieträger	Sich wieder aufrichten
Hepar sulphur calc (3)	C6, C200	Eiterblase	Infekte Phlemone	Alles was droht schmutzig zu werden
Hypericum perf (1)	C200	Das Arnica der Nerven	Schmerz Neuralgie Überreiztheit	Passt eigentlich immer
Ledum pal (4)	C6, C200	Stechmücken-sumpf	Feucht, kalt, schmerzhaft	Alles unterhalb des Knies Insektenstiche bei Kleinkindern)
Rhus toxicodendrum (7)	C30, C200	Finde keine Lage	Alles was im Alter an Gelenken schmerzt	Abnutzung, feucht, Gelenkoberflächen
Symphytum off (7)	C200	Blick nach vorn	Brüche, Knochen, Knochenhaut	Zerbrochenes heilt, Enges erweitert sich

Bei Erkrankungen des Bewegungsaparates geht es um zwei Aspekte: Abnutzung; dann wird meist Signatur (7) eingesetzt, oder Überlastung, dann verwenden wir Signatur (4).

Alle Erschöpfungs-/Alterungsprozesse brauchen Energie (Sig 1) oder Abhilfe/Unterdrückung (Sig 7).

Entzündungsprozesse, besonders Gelenkoberflächen, reagieren rasch auf Signatur 3, es sei denn, es handelt sich um einen „echten“ rheumatischen Prozess, dann ist Signatur 1 anzuwenden.

Die klassischen “Rückenschmerzen (Lumbago, Ischias) und Halswirbelprobleme” sind charakteristisch für Signatur 4: Also bitte daran denken, den Stress zu senken (sich nicht zu viel aufbürden) und energetisieren, abgesehen von den vorgestellten Protokollen.

Protokolle zur Anwendung beim Bewegungsapparat

Arthritis rheumatoide	A: **Rhus tox C30 (4) & Bryonia C200 (4)** 1/12h bis 1/2h bis Besser **ADD** Schmerz: **Belladonna C3** (7) auflösen in Wasser, 10 Tropfen bis /20min ODER: **Symphytum C200** (7) & **Kalmia latif C6** (6) auflösen in Wasser, bis 1/3h **B: Chininum sulphuricum D3** (7) (als Salz) 1 Gabe/3h **Rhus tox C1000** (=1M) (7) 1 Gabe / Wo **ADD**: wie oben **ADD**: Akute Schmerzen: **Medorrhinum C200** (3) 1 Gabe alle 2h bis Besserung Dauerhafte Schmerzen: **Hypericum C200** (1) / **Belladonna C3** (7) **& Calc carbón C200** (1) 2 Gaben/Wo um AZ wiederherzustellen

Arthrose	**A: Symphytum off C200** (7) 1/12 **Calc phosph D3** (3) 2 x tägl. 1 – 2 Tabl. **B: Ruta grav C200** (1,4) statt Symphytum **C: Ledum pal C200** (4) statt Symphytum (wenn untere Extremität, auch: Knie!) **ADD:** Immer wenn der Schmerz in Bewegung besser wird: zu den oben genannten: & **Rhus Tox C30** (7) 1/12h

	Wenn neurolog. Schmerz: & **Hypericum C200** (1) 1/12h Weitere Optionen: siehe Bandscheibe

Discushernie Bandscheibe	**Symphytum C200** (7) & **Calcarea phosphorica D3** (3) 1/12h **Hypericum C200** (1) gegen den Schmerz

Epicondylitis lateral "Tennisellenbogen" Medial (Golfer´s Ellenbogen)	**A: Symphytum C200** (7) 1/12h **Calc phosp D3** (3) 1/12h **ADD:** wenn starke Belastung **Arnica C200** (1) 1/12h **ADD:** Bei starker Rötung: **Hamamelis C200** (4) & **Arnica C3** (1) je 1/12h **B: Rhus tox C30** (7) 1/12h statt Symphytum

Ganglion: Sehnenscheiden-kontraktur	**Symphytum C200** (7) 1/12h

Gicht (Hyperurizämie)	**A: Medorrhinum C200** (3) 1 Gabe 1/12h bis 1/3h wenn sehr schmerzhaft **& Acidum benzoicum C30** (4) 1 Gabe täglich auf 3 Mo **ADD**: Akuter Schub mit Schwellung und schmerzhaft: **Ledum pal C200** (7) **& Belladonna C3** (7) 1 Gabe alle 2-3h **B: Symphytum off C200** (7) & **Rhus tox C30** (4) 1 Gabe abwechselnd, alle 3h

Ischias / akut Lendenwirbel	**Calcarea carbonica C200** (1) 2 Gaben/Wo **ADD:** **Rhus tox. C30** (7) 1/12h **Hypericum 200CH** (1) 1/12h: Gabe auf alle 2 h steigern im Akutfall Nach Besserung Basisprotokoll 2 – 3 Monate beibehalten

Karpal-Tunnel Syndrom	**A: Symphytum off C200** (7) **& Hypericum perf C200** (1) 1/12h Dazu: **B: Rhus tox C30** (7) statt Symphytum **C: Ruta grav C200** (1,4) **& Calc phosph D3** (3) 1/12h

Lumbalgie ("Hexenschuss")	**Symphytum C200** (7) 1/12h

Lupus (mit Gelenkentzündung)	**Antimonium crudum C200** (5) alle 2 Tage (ungerade) **Arsenicum album C200** (4) eine Gabe tägl. ADD: Gelenkschmerz: **Rhus tox C30** (7) 1/12h B: **Cistus canadensis C200** (5) 1/ 3h bis zum Nachmittag ADD: Juckreiz: **Antimonium crudum C6** (5) **& Arsenicum album C200** (4) zusammen, so oft wie es juckt

Nekrose, Knochen, z. B. Oberschenkelhals	Häufigste Ursache: Überdosis von Steroiden: **Symphytum C200CH** (7) im Wechsel alle 3 h **Calcarea phosphorica D3** (3) im Wechsel alle 3 h Dazu Durchblutung verbessern: **Hamamelis C200** (4) **+ Arnica C3** (1) 1/12h, ggfs. Gabe doppeln

Osteomyelitis	Eine Version von Knocheninfekt wie nach Zahnarztbehandlung der Kiefer oder Schienbeinverletzung: **A: Symphytum C200CH** (7) im Wechsel alle 3 h **Calcarea phosphorica D3** (3) im Wechsel alle 3 h **ADD:** Nebenhöhle / Kiefer verletzt: **Hypericum perf C200** (1) **& Arsen álbum C3** (4), 1/12h 3 Mo **CAVE:** selbe Therapie wie Osteoporose **B: Ruta grav C200 (4)** 1/12, auch 1/3h **& Calcarea sulph D3**, (7) 1/12h **& Psorinum C200** (1) in Wasser; 1 Gabe /Wo **ADD**: Ursache Infektionskrankeit wie TB oder ähnl: **Tuberculinum C200** (3) statt Psorinum (1)

Osteoporose und ähnliches	**Symphytum off C200** (7) 1/12h **Calcarea phosphorica D3** (3) 1/12h **ADD**: Knochenschmerz: **Hypericum perf C200** (1) 1/12h bis 1/h 3 Mo

Plantarfasziitis Fussgewölbe bis Archillessehne	**Symphytum C200** (7) 1/12h immer bei Gelenkentzündung und Knochen **Ledum palustre C200** (4) immer bei Schmerz unterhalb Knie oder **Rhus tox. C30** (7) Knie und Hüfte, immer 1/12 bis 1/6h

Sarkoidose **(siehe auch: Fibrose d Lunge)**	Depoterkrankungen des Bindegewebes: **A: Kalium carb C200** (4) 1 Gabe alle 2 Tage **Hepar sulph C6** (3) **& Chelidonium maj D6** (6)**,** 1 Gabe /3h im Wechsel **ADD:** Husten, Schleim, Atemnot: **IPECA C30** (7) **1 Gabe /1-2h** **B: Lachesis mut C200** (7) 1 Gabe /48h **& Bryonia alba C30** (4) **& Kalium iodatum C6** (6) **& Aconitum nap C200** (7)**,** gemeinsam in Wasser gelöst, 1 Gabe /3h im Wechsel mit Bryonia

Schulter-Kapselentzündung („frozen shoulder")	**A:** Rechts: **Cupr met C200** (5) 1/12h Links: **Syphillinum C200** (7) 1/12h **& Hyp perf C200** (1) 1/12h **B: Symphytum C200** (7) 1/12h & Hypericum wie oben **C: Rhus tox (7)** 1/12h statt Symphytum, Hypericum wie oben

Spondilitis (HLA B27 +) Entzündung der Wirbelkörper	**Symphytum C200** (7) 1/12h **Calcarea phosphorica D3** (3)1/12h **ADD: Hypericum C200** (1) 1/12h bei Schmerz Wenn Signatur zu (1) passt: C. carb D3 (1) statt C. phos D3 (3)

Tumore der WS	**A: Symphytum C200** (7) 1/12h **Calcarea phosphorica D3** (3) 1/12h **Carcinosinum C30** (7) Jeden 2. Tag **B: Ruta grav C200** (4) 1/12h **Calc phosph D3** (3) 1/12h **ADD: Hypericum C200** (1) 1/12h bei Schmerz

Kapitel 7: Verdauungsapparat (Typ -4-)

Die spannendsten Mittel

NAME	POTENZ	CHARAKTER	ANWENDUNG	PRAKTISCH
Arsenicum album (4,5)	C3, C6, C30, C200	Das Ende	Angst vor dem Tod Selbstmord Arztbesuche	Magen, Haut, Schleimhäute
Chelidonium (6)	D6, UT	Unverträglich	Leberentlastung Grundreinigung	Von Leberenzym bis Gallenreinigung
Condurango (4)	C30	Schlingen können	Speiseröhre Mageneingang	Nahrung wieder aufnehmen können
Hamamelis (4)	C200	Feststecken	Blutgefäße regulieren	Venöse Staus und arterielle Verbesserung
Lycopodium (4)	C30	Alles viel zu viel	Überanstrengt	Kontrolle Flüssigkeiten Ödem, Lymphödem
Nitricum acidum (1)	C3	Ätzend	Blutige Oberflächen reparieren	Magen, Schleimhautrisse
Nux vomica (7)	C30	Zum Kotzen	Übelkeit, Erbrechen	Alles, was die Aufnahme von Nahrung behindert, von Alkohol bis Chemotherapie

Die Thematik "Verdauen, aufnehmen" gehört zur Signatur 4 und ist der Schritt vor der "Energetisierung". Alles, was technisch dazu gehört (Mund, Zähne, Schleimhaut) oder psychologisch motiviert ist (Überzeugungen, Essstörungen, Ideologien), kann zu Problemen mit der Nahrungsaufnahme führen und am Ende Schwäche und Funktionsausfall auslösen, was wiederum klassischerweise zum Thema 4 (Kraft, Kampf, Verteidigung) gehört.

Sind Leber & Galle beteiligt brauchen wir Signatur 6.

Protokolle zur Anwendung bei Magen-Darm-Erkrankungen (Verdauungsapparat)

Achalasie, Speiseröhre Schluck-Beschwerden	A: **Condurango C30** (4) 1/12h B: **Hydrocianicum acidum C30** (7) 1/12h C: **Causticum C200** (1) & **Cuprum met C6** (5) 1/12h
Analfistel-Gang	**Hypericum C200** (1) **& Arsenicum album C200** (4) 1/12h auf 12 bis 18 Mo!!Wenn die Situation sich akut verschlechtert auf 1/3h erhöhen. Wenn sich schlecht verschließt, außerdem & **Psorinum C1000 (=1M)** (1) geben, 1 Gabe alle 3 Wo. Wieder auf 12 – 18 Mo
Analfissur (Riss)	**Rhus tox. C200** (7) Einzeldosis von 1g **Sulfur C200** (7) **& Rathania C200** (4) zusammen, 1/12h Akut: zu zu 1 Gabe jede Stunde bis Besserung **Nux vomica C30** (7) nachts im Bett Zusätzlich bei Juckreiz: **Sulfur C200** (7) **& Arsenicum album C200** (4) zusammen 1/12h
Aneurisma	**Hamamelis C200** (4) **& Arnica C3** (1) 1/12h
Anorexie	Kinder: **Chelidonium D6** (6) 1/12h Krebs, psychologisch: **A: Colchicum C30** (3) 1/12h **B: Chelidonium D6** (6) 1/12h
Aphten; Risse in Schleimhaut	**Mercurius solubilis C200** (3) 1/12h
Aszites; Flüssigkeit in Bauchhöhle	**Chelidonium D6** (6) **& Lycopodium C30** (4) beide abwechselnd geben im Abstand von ca. 3 h Typischerweise anzuwenden bei Leberschaden wie Zirrhose.

	Wenn keine oder langsame Ansprache wechseln auf: **Chelidonium D6** (6) **& Apis mellifica C6** (1)

Bauchspeichel-drüse Zyste	**Cardus marianus UT** (6) **Conium maculatum C3** (3) beide im Wechsel, 2x bis 4 x tägl.

Cholangitis Gallenweg verstopft	**Chelidonium D6** (6) **& Carduus mar UT** (6) 1 Gabe /3h **& Nux vómica C30** (7) wenn Schüttelfrost und Fieber: 1 Gabe/h Dazu: **Belladonna C3** (7) bei Schmerz 1/3h ggfs. auch Carduus Tropfen wiederholen nach Bedarf **B:** mit **Berberis UT** (4) Tropfen verstärken

Cholelithiasis Gallenstein	**Carduus mar UT** (6) 1 Gabe /12h **& Lycopodium clav C200** (4) Tropfen bis zu 1 Gabe/h Dazu: **Belladonna C3** (7) bei Schmerz 1/3h ggfs. auch Carduus Tropfen wiederholen nach Bedarf **B:** mit **Berberis UT** (4) Tropfen verstärken
Cholesterinämie	Erhöhtes Cholesterin: **Cholesterinum C30** (6) 1/12h, immer auf 3Mo Oder: Chelidonium maj D6 (6) 1/12h Oder: Carduus mar UT (6) 10 Tropfen/12h

CU **Colitis ulcerosa**	**A: Mercurius solubilis C200** (3) 1/3h **Acidum carbolicum D6** (1) in Tropfen, 1 Gabe nach jedem blutigen Stuhl **ADD:** Bei Schmerz: **Magnesia phosphorica D3** (5) bis zu 5 Tabl. auf einmal **ADD: Mercurius corrosivus C30** (3) wenn Pax schlechter AZ Meist sprechen die Pax schlecht an. Wenn nach 3 Mo keine Besserung wechseln: **B: Cantharis C6** (5) **& Hepar sulph C6** (3) ebenfalls alle 3 h

Divertikulitis **Standard bei Darm**	**A: Staphysagria C200** (7) 1 Gabe alle 3 Tage **Lycopodium clav C200** (4) **& Plumbum met C200** (7) 1/12h **ADD:** wenn Blut: **Ferrum phosph D3** (4) bis zu 1/h **B: Thuya occ C30** (7) 1/12h
Dysenterie (Darmentzündung) z. B. viral... (Colitis simple)	**A: Natrum sulphuricum C200** (2,3) 1 Gabe /24h **& Nux vómica C30** (7) 1/12h <u>Durchfall und Darmgrippe</u> **IPECA C30** (7) **& Mercurius sol C6** (3) 1/3h bis besser **B : Aurum met C200** (1) statt **Na sulph** **K mur D3** (3) **& Magn phosph D3** (5) 2 Tabl. zusammen 1/12h Ggfs.: Verstärken mit **Merc solub C200** (3) wie C U
Durchfall	<u>Mit Schleim und Darmentzündung:</u> **Arsen album C200** (4) eine Gabe zum Beginn **Mercurius solubilis C6** (3) nach jedem Gang zur Toilette **Natr mur D6** (2) **& Kalium mur D6** (3) gegen Dehydratation, 2 x 2 Tabl Flüssig, reizlos: **Veratrum album C200** (6) **& Cuprum met C6** (5) nach jedem Gang zur Toilette Wenn Allgemeinzustand schlecht: **Camphora UT** (6) 20 Tropfen/1g mit etwas Wasser und Zucker gegen Brechdurchfall
Gastritis und Ulcus	**A: Arsenicum album C3** (4/5) 1/12h – 1/3h. Am besten in Wasser gelöst &: **Lycopodium C200** (4) 1 Gabe /48h (ungerade Kalendertage) <u>Alternativ oder schwerer Ulcus</u>

	B: Natrum phosphoricum C30 (2/3) 1/12h **& Anacardium orientale C200** (4) jeden 2. Tag **ADD: Symphytum off UT** (7) 10 Tropfen /12h **ADD:** falls Melenas (Blut i Stuhl): **Carbo vegetabilis C200** (7) alle 3 Tage

Gewichtsverlust	**Abrotanum C6** (7) 1/12h **Iodum C200** (6) **1/12h & Calc phosphorica D3** (3) 1/12h **ADD:** Durchfall, schwächlich: **China off C200** (6) **1 Gabe /48h &** **ADD:** Leber? **Chelidonium maj D6** (6) 10 Tropfen 1/12h

Hämorrhoiden	**A: Sulphur C200** (7) 1 Gabe alle 2 Tage **& Nux vómica C30** (4) 1 Gabe/24h **ADD**: sehr akut: zusätzlich **Ratania C200** (4) bis zu alle 3h **B: & Hamamelis virg C200** (4) 1/12h **C: Aesculus hippocastanum C200** (6) 1/12h, bis 1/3h oder **Paeonia C30** (5) selbe Dosierung

Helicobacter und ähnliche Magenbe-schwerden ("viral & bakt Gastritiden")	**A: Arsenicum alb C3** (4) in Wasser gelöst (1g/10ml), 20 min. vor den Mahlzeiten, 3 -4 x am Tag bis besser, dann reduzieren **& Lycopodium clav C200** (4) 5 – 10 Tropfen /ungerade Kalendertage. **B: Natrum phosph C30** (2,3) **1/12h** **& Bismuthum met C6** (3) 1/8-6h bei Erbrechen mit dem Essen **C: Condurango C30** (4) in Wasser; 1/12h **& Nux vomica C30** (4) 1/12 – 1/6h, ggfs. auch aufgelöst (Alkohol Gastritis?) Falls Blut nicht stoppt wechseln auf **Geranium UT** (5)

Hepatitis	<u>B, C, autoimmun:</u> **A: Chelidonium D6** (6) **& Carduus marian UT** (6) jeweils 10 Tropfen alle 3 h im Wechsel **Sulphur C30** (7) 1/24h wenn Symptome wie Fieber, Zerschlagen, etc. **Thuya C30**: (7) 1/12h, um die Fibrose bei der Reparaturphase zu vermeiden **B: Myrica UT** (6) statt Carduus **Nux vomica C30** (7) wenn Alkohol im Spiel ist Zyrrhose siehe unten: **Chelidonium D6** (6) **Lycopodium C30** (4)

Hyper-Cholesterolemie	**Colesterinum C30** (6) 1/12h **Chelidonium D6** (6) 1/12h über 3-4 Mo und prüfen!

Ikterus "Gelbsucht"	<u>In Folge einer Hepatitis:</u> **Chelidonium D6** (6) 1/12 anheben auf 1/6h, wenn BR > 4mg/dl <u>Lebermetastase:</u> **Chelidonium D6** (6) **&** ein typisches Krebsmittel wie z. B. **Hydrastis UT** (4) <u>Als Folge einer Anämie (Haemolyse)</u> **Kalium muriaticum D3** (3) **& Ferrum phosphoricum D3** (4) gemeinsam 2 Gaben am Tag. Typisch bei allen Blut (Krebs) Krankheiten. Wenn der Ikterus zunimmt immer mehr Chelidonium geben

Leberzysten	**Hydrastis can UT** (4) 1/12h **Conium maculatum C3** (2) 1/12h Conium wird bei vielen Zystenarten eingesetzt, Eierstock, Leber, Niere, Pancreas, und ist ein wichtiges "Anti-Krebs" Mittel

Morbus Crohn	Je nach Symptomen anpassen. **A: Lycopodium clav C200** (4) **& Plumbum met C200** (7) **1/12h** **& Tuberculinum bovinum C200** (3) **1/24h** **B: Mercurius solubilis C200** (3) 1/12h & **Ferrum phos** D3 (4) & **Mag phosp D3** (5), 2 x 1 Tabl. am Tag

	Strikturen, Stenosen im Darm: **Staphysagria C200** (7) 1 Gabe 2x/Wo, um die Verengungen langsam aufzulösen **Ruta C200** (4) symptomatisches Mittel bei Dickdarm/Crohn – Entzündl. Prozessen 1/12h

Ösophagus Varizen	**A: Hamamelis virg C200 (**4) **& Arnica mont C3** (1) 1/12h **Nitricum acidum** (1) 1/12h **ADD:** alle schweren Ösophagus Verletzungen und Obstruktionen gehen gut mit **Condurango C30** (4) 1/12h Bei schwerer Blutung: 3-5 Tropfen **Zitronensaft** (1) /3h und/oder **Geranium UT** (5) 10 Tropfen /3h

Pankreatitis	**A: Cardus marianus UT** (6) **& Chelidonium D6** (6) als Tropfen**,** 1/3h 3 Mo Bei Koliken: Statt **Chelidonium → Belladonna C3** (7) genauso geben **B: Pancreatinum D3** (2) 1/24 ggfs. dazugeben **C: Hydrastis can UT** (4) 1/12h

Polypen (Dickdarm)	**Thuya 30CH** (7) 1/12h bis 1/6h

Portalhypertonie	**A: Chelidonium D6** (6) **& Lycopodium C30** (4)1/12h – 1/6h Zusätzlich als Gefäßregulation **Hamamelis C200** (4) **& Arnica C3** (1) 1/12h

Proktitis: Enddarm-entzündung	**Nitricum acidum C3** (1) 5 – 10 Tropfen /3h im akuten Schmerzfall. Wenn subakut weniger (1/12h) und Potenz auf C200 wechseln **Hamamelis UT** (4) 5 Tropfen wenn Blut/Blutung **ADD:** Falls Blut nicht stoppt wechseln auf **Geranium UT** (5)

Reflux (Sodbrennen)	**A: Iris versicolor C200** (3) 5 – 10 Tropfen /3h , besonders 20 min. VOR den Mahlzeiten. Wenn subakut weniger (1/12h) **Lycopodium clavatum C30** (4) 1/12h 5-10 Tropfen **B: Condurango C30** (4) in Tropfen, 1/12h **Arsenicum album C3** (4) aufgelöst/In Tropfen, wie oben Iris.
Reizdarm Syndrom (IBS; irritable bowel syndrom)	**A: Tuberculinum bovinum C200** (3) 1/24h **Nux vomica C30** (4) 1/12h **B: Ignatia amara C200** (7) 1/24h **Chelidonium maj C30** (6) **& Merc vivus C200** (3) 1/12h **ADD:** wenn immer wieder schlecht verdauter Stuhl: **Aloe socotrina C200** (7) 1/24h
Verstopfung **(Obstipation)** **Motilitäts Veränderungen**	Akut: **Merc vivus C200** (3) **& Chelidonium C30** (6) 1/12h – 1/6h **Nux vomica C30** (7) 1/12h bis 1/6h "Subchronisch", mehr als 3 Tage ohne Stuhl. **Veratrum album C200** (6) 1/6h bis Defäkation. Das Mittel behandelt das Thema "Darmmotilität" und wird sowohl bei zu rasch wie zu langsamem Darm eingesetzt Harter, chronisch zu langsamer Stuhl **Lycopodium clav C200** (4) **& Plumbum met C200** (7) 1/12h
Zirrhose	**Chelidonium D6** (6) **& Thuja C30** (7) 1/6h Bei Aszites: **Chelidonium D6** (6) **Lycopodium C30** (4) im Wechsel 1/6h, oder Chelidonium & Apis (siehe Signatur) Blutungen, Koagulationsschäden **Hamamelis C200** (4) **& Arnica C3** (1) zusammen 1/12 bis 1/6h besonders wenn Ösophagus Varizen bestehen Bei Speiseröhren Striktur/Stenose **Staphysagria C200** (7) 1/12h **Condurago C30** (4) in Tropfen 1/12h bis 1/6h
Zöliakie (Gluten Intoleranz)	**Ipeca C30** (7) & **Mercurius solubilis D6** (3) beide gemeinsam in einer Flasche verschütteln und 1/12h geben

Kapitel 8: Dermatologie (Typ -5-)

Die wichtigsten Mittel

NAME	POTENZ	CHARAKTER	ANWENDUNG	PRAKTISCH
Arsenicum album (4,5)	C3, C6, C30, C200	Das Ende	Angst vor dem Tod Selbstmord Arztbesuche	Magen, Haut, Schleimhäute
Antimonium crudum (5)	C 6, C200	Grenzen setzen	Alle Oberflächen	Wucherungen, Orangenhaut, Warzen
Cantharis (5)	C200	Irritation	Brennen, stechen	Blase, Haut brennen
Hepar sulfur (3)	C200	Eiterblase	Infekte Phlemone	Alles was droht schmutzig zu werden
Hypericum (1)	C200	Das Arnica der Nerven	Schmerz Neuralgie Überreiztheit	Passt eigentlich immer
Sulfur (7)	C200	Der Schmutz	Leberunterstützung Stoffwechsel, Reinigung	Alle Prozesse mit zu langsamer Reinigung

Haut ist ein Thema der Signatur 5. Dabei trennt uns die Haut von der Umwelt und macht uns zu einem Einzelwesen. Venus will aber lieber Teil des Ganzen sein. So kommt es zu Trennungskonflikten. Immunthematik, Abgrenzung, sich selbst als Individuum zu definieren; das sind die Konflikte der Signatur. Auch Verletzungen, damit "Abstoßung" und Auflösung der Grenzen, Verhärtungen, sind typische Hautthemen.

Bei Entzündung und Infekt kommen noch Signatur 3 und 7 hinzu.

In der Homöopathie kennt man die Cremen aus "Ringelblume" (Calendula) (6) und "Seidelbast", Daphne mezereum (hom: Mezereum) (5) als sinnvolle Begleitmaßnahmen.

Das Selbstbewusstsein zu stärken ist eine wichtige Aufgabe, wenn es um Hautprobleme geht!

Offenbar gibt es auch eine große Anzahl von Hautproblemen bei 3 und 4. Im ersten Fall handelt es sich oft um fehlgeleitete Immunisierungesprobleme, bei 4 um Wunden und Verletzungen der Oberflächen.

Protokolle zur Anwendung bei Hauterkrankungen

Akne	Akne vulgaris **A: Arsenicum album 200** (4,5) **& Hepar sulph C200** (3) 1/12h **B: Phosph acidum C200** (1) statt Ars. alb Akne rosacea **A: Bovista C200** (2) 1 Gabe alle 3 Tage **Antimonium crud C6** (5) 1/12h **B: Ars bromatum C30** (6) 1/12h **ADD**: bei tief gehenden Hautverletzungen: **Fluoricum acidum C200** (7) 1/24h

Allergischer Hautausschlag	**Bovista C200**(2) etwa alle 3 h, größere Abstand nach Besserung Beibehalten auf 1/2x-Wo bis OK **Notfall**: **Antimonium crudum C6** (5) 1/3h

Allergie: Atopismus	**Hepar sulph C200** (3) 1/48h (z B ungrade Kalendertage) A: **& Graphites C200** (2) 1 Gabe alle 3 Tage **& Psorinum C1000** (1) 10 Tropfen, alle 2 Wo **B: & Arsenicum álbum C200** (4) 1/24h statt Graphites, Rest gleich

Alopezie; Haarausfall	**A: Hep sulphur C1000** (3) 1 Gabe pro Wo **Ustilago C200** (3) 1/24h etwa 3 bis 6 Mo **B: Phosphorus C1000** (3) 10 Tropfen alle 10 Tage auf 3 Mo

Nach Chemo / RadioT	**CHT / RT: Fluoricum ac C200** (1) 1 Gabe alle 3 Tage

Candida	Oral; Muguet: **Mercurius solubilis C200** (3) 1/12h bis 1/6h **& Kalium mur D3** (3) 1 Tabl. /12h Vaginal: **Nitricum acidum C3** (1) 1/12h. Lange Zeit geben (bis 3 Mo) & K mur D3

Condiloma (Feigwarzen: HPV Viren)	**Thuya occ C30** (7) 1/12h Etwa 3 Mo

Dekubitus (siehe auch: Hautgeschwüre Hämangiom)	**A: Hamamelis virg C200** (4) **& Arnica mont C3** (1) 1/12h **Hypericum perf C200** (1) **& Ars album C200** (4) 1 Gabe alle 3h Etwa 3 Mo **B: Hamam** (4) **& Arnica (1)** & **Carduus mar UT** (6) 1/12h & **Lachesis mut C200** (7) 1 Gabe/48h vor allem wenn Gefäße verstopft **C: Crotalus horridus C6** (7) 1/12h **Carduus** (6) **& Hypericum** (1) & **Ars album C200** wie oben

Erysipel (eitrige Haut Infektion)	**A: Antimonium crudum C200** (5) 1/24h **Hypericum perf C200** (1) **& Ars album C200** (4) 1/3h **B: Apis mell C6** statt Antimonium

Hämangiom (Naevus)	**A: Hamamelis virg C200** (4) **& Arnica C3** (1) 1/12h auf 3 Mo **B: Crotalus horridus C6** (7) 1/12h auf 3 Mo, nur verwenden, wenn bei (A) keine Ansprache

Hautgeschwüre Hämangiom, allgemein	**Arsenicum album C200** (4) 1/12h

Hautgeschwüre , Varizen-bedingt an Beinen	**Hammamelis C200** (4) **& Arnica C3** (1) zusammen 1/12h bis 1/6h
Hautgeschwüre Hämangiom durch wund liegen / Ulkus	**Arsenicum album C200** (4) **& Hypericum C200** (1) gemeinsam, 1/12 bis 1/6h Wenn außerdem Erythema nadosa (eine subkutane, knotige Gewebeentzündung) vorliegt außerdem geben: **Thuya C30** (7) 1/24h

Herpes	<u>Genital, labial:</u> **Hepar sulfur C200** (3) **& Arsenicum album C200** (4) Gemeinsam 1/12h <u>Zoster ("Windpocken – Gürtelrose - Varicella")</u>: **Hypericum C200** (1) **&** **Antimonium crudum C6** (5) immer abwechselnd im 3 h Rhythmus

Impetigo (kleine Haut Infekt Pusteln mit schwarzem Punkt)	**A: Antimonium crudum C6** (5) 1/12h **& Hepar sulph C200** (3) 1 Gabe alle 2 Tage **B: Antimonium crudum C200** (5) **& Arsenicum alb C200** (4) 1/12h **ADD** tiefergehende Hautentzündung: **Kalium sulphuricum D6** (7) & **Natr sulphuric D6** (2,3) je 2 Tabl zusammen, 1/12h **ADD**: Immunisierung: **Bacillinum C200** (3) 1 Gabe pro Wo

Juckreiz, gewöhnlicher, Beine	**Antimonium crudum C6** (5) auch als Notfall, 1/3h, sonst 1/24h

Juckreiz, anal; mit oder ohne Haemorrhiden	**Sulfur C200** (7) **und Rathania C200** (4) zusammen 1/12h Auf 1/3h gehen, wenn außerdem Haemorrhiden bestehen und bluten Mit viel Juckreiz **Sulfur C200** (7) **& Arsenicum album C200** (4) zusammen, wie oben

Juckreiz, sine materia	**Dulcamara C30** (7) 1/12h Immer hilfreich

Leukoplakie (Oral, Schleimhaut, Präkanzerose)	A: **Nitricum acidum C3** (1) 1/12h B: **Mercurius solubilis C200** (3) idem: 1/12h

Lichen "ruber"	Natives Olivenöl zur Linderung Außerdem:
Lichen planus vulgaris ("Knötchen-flechte") **Atopische Haut-veränderungen**	**Nitricum acidum C3** (1) 1/12h **+ A: Hepar sulfur C200** (3) 1/48h z. B. ungrade Kalendertage **Arsenicum album C200** (4) **1/12h** **+ B: Antim crud C200** (5) **& Arsenic álbum C200** (4) **1/12h** **& Kalium sulphur D3** (7) bis zu 4 Tabl. /12h **ADD**: bei starken stechen und brennen: **Coffea cruda C200** (7)bis zu 1/1h **ADD**: Haut allgemein stark gereizt: **Mezereum C200** (5) 1/24h **ADD**: wenn Lichen in Mundhöhle auftritt **ADD**: Wenn Haut reisst und Blutung auftritt: **Cistus canad C200** (5) 1/48h Protokoll auch gut gegen atopische Hautveränderungen. Mindestens 3 Monate beibehalten

Melanodermie: "Braune Altersflecken" auf der Haut	**A: Mercurius solub hahne C200** (3) 1/12h 3Mo Wenn nichts passiert zusätzlich **Acid sulphuricum C6** (1) als Tropfen, 5-10 Tr/12h **B: Chelidonium majus C30** (6) 1/12h & **Ant crudum C200** (5) 1/48h Wenn nichts passiert: **Sepia C200** (2) 1/72h 3Mo

Molluscum contagiosum **Dellwarze (Viral-Pockenvirus)**	**Antimonium crudum C6** (5) 1/12h Sehr lange beibehalten, es kann 3 Mo dauern bis es anspricht

Onychomykose Nagelpilz	**Graphites C200** (2) 1/12h Mindestens 3 Mo

Pemphigus; entzdl. und infizierte Blasen auf der Haut	**A: Cantharis vesic C200** (5) **& Arsenicum alb C200** (4), 1 Gabe/6h **ADD**: sollte sofort reagieren. Falls nicht, zusätzlich **Nitric acid C3** (1) 1/6h **ADD**: Schmerz / Fieber: **Belladonna C3** (7) 1/3h max SOS 1/30min. **B: Antimonium crud C6** (5) statt Cantharis, Restl. gleich **ADD: Echinacea UT (**4) 5-10 Tropfen/6h **C:** zusätzlich zu Protokoll (A) **Thuya occ C30** (7) 1/6h

Pityriasis rosea/ versicolor Kleine rosa Pilz Flecken	**Mercurius solub hahn C200** (3) 1/12h **ADD**: Zur Verstärkung kann man **Rhus venenata C30** (4) 1/12h geben **B: Antimonium crudum C6** (5) oder **Mezereum C200** (5) statt Mercurius

Psoriasis; **Schuppenflechte**	**A: Arsenicum album C200** (5) **& Hepar sulfur C200** (3) 1/12h beide zusammen **B: Petroleum C200** (7) 1 Gabe jeden 2. Tag **& Arsenicum album C200** (4) 1 Gabe täglich & 1x mehr wenn Juckreiz

Sclerodermia und Dermatomyositis	**Thuya C30** (7)1/12h Immer einsetzen! Wenn außerdem offene Wunden und Gangräne auftreten **Hypericum C200** (1) 1/12h **Arsenicum album C200** (4) 1/12h beides regelmäßig

Seborrhoische Dermatitis	<u>Gesicht, Hals Nacken Haaransatz:</u> **A: Mezereum C200** (5) 1/48, z. B. ungrade Kalendertage **& Arsen album C200** (4) 1/12h Wenn langsame Reaktion: ADD **Tuberculinum bac C200** (3) als Tropfen 1 Gabe/Wo Oder: **Natrum sulphur D6** (2,3**)** 2 x 2 Tabl. tägl. **B: Graphites C200** (2) eine Gabe pro Wo **& Kalium sulphuricum D3** (7) 1/12h **ADD:** Unterstützend: **Psorinum C1000** (1) 1 Gabe alle 10 Tage

Skabies; "Krätze" (Acaro dermatitis)	**Psorinum C1000 (=1M)** (1) nur 1/Wo geben. Oft tritt eine Verschlimmerung dannach auf: dann **Coffea C200** (7) 1/24h darauf 14 Tage lang, dann nur noch mit Psorinum weiter, ca. Auf 3 Mo

Tinea corp / cruris (Sporendermatitis)	**A: Graphites C200** (2) nur 1/3 Tage **Kalium sulphur D3** (7) 1/12h **Coffea C200** (7) 1/24h bis zu 1/h wenn heftiger Juckreiz **B: Sulphur C200** (7) **& Arsenicum alb C200** (4) 1/12 bis 1/6h wenn viel befallen **C: Natrum sulphur D6** (2,3) 1/12h **& Tellurium C200** (6) 1 Gabe alle 3 Tage

Urticaria Juckreiz allergisch	**Bovista C200** (2) jeden 2. Tag (ungerade Kalendertage) Wenn sehr intensiv: (siehe auch: Juckreiz) **Antimonium crudum C6** (5) 1/12h

Verbrennungen	**Cantharis C200** (5) **& Arsenicum album C200** (4) alle 3h Man kann auch aus Cantharis eine Creme mischen lassen

Vitiligo; weiße Flecken	**A: Arsenicum album C200** (4) **1/12h 3 Mo.** <u>Wenn keine Entwicklung:</u> **Mezereum C6** (5) **1/12h, & Arsenicum alb C1000** (=1M) (4) aufgelöst in Wasser 1 Gabe /Wo & **Sulphur C200** (7) 1 Gabe alle 10 Tage

Kapitel 9: Nierenleiden (Typ -5-)

Die wichtigsten Mittel

NAME	POTENZ	CHARAKTER	ANWENDUNG	PRAKTISCH
Cantharis (5)	C200	Irritation	Brennen, stechen	Blase, Haut brennen
Lycopodium (4)	C30	Alles viel zu viel	Überanstrengt	Kontrolle Flüssigkeiten Ödem, Lymphödem
Medorrhinum (3)	C200, C1000	Zerbrechlich	Entzündungen Gelenke	Hohe Analysewerte, schmerzhafte Entzündungen
Staphysagria (7)	C200	Wut	Unterdrückte (emotionale) Prozesse	Immer, wenn etwas an die Oberfläche drängt

Die Nierenleiden sind der zweite Schwerpunkt der Signatur (5). Es geht um Reinigung, Ausscheidung, sich von „etwas trennen zu können".

Dieser deutsche Ausdruck zeigt auch schon die typischen Schwerpunkte: Es geht nicht nur um Probleme auf biologischer Ebene, sondern auch auf emotionaler Ebene. Wann immer ein Nierenleiden auftaucht, tut man gut daran, auf emotionale, versteckte Probleme zu achten.

Das Stärken der Signatur, z. B. mit einem Mittel der Signatur 5 z. B. Pulsatilla („Man selbst sein können – Reinigung") oder Cuprum (Krampf) ist sinnvoll.

Protokolle zur Anwendung bei Nierenleiden

Cystitis chronica **Anhaltende Blasenentzündung**	**Staphysagria C200** (7) immer ungerade Kalendertage Bei Brennen oder häufigem Wasser lassen: **Medorrhinum C200** (3) 1 Gabe /12 bis 1/3h

Enuresis: Bettnässen	**Medorrhinum C200** (3) **i**mmer vor dem schlafengehen

Nierenbecken-entzündung	**Bryonia alba C30** (4) 1/12h **Lycopodium C30** (4) **Tropfen**: 1/12h Kann auch immer abwechselnd gegeben werden Diese Beiden werden für alles eingesetzt, was mit dem Thema "Niere" zu tun hat, außer Niereninsuffizienz (siehe unten) Wenn nicht rasch besser zusätzlich **Medorrhinum C200** (3) 1/48h

Harnwegs Infekt	**A: Medorrhinum C200** (3) 1/12h bis 1/3h ADD wenn Fieber: **Pyrogenium C200** (4) 1/24h **ADD** Hämaturie: **Terebinthia C6** (3) 1/12h **B: Thuya occ C30** (7) 1/12h und in sehr akuten Fällen bis 1/3h ADD: Dysurie: **Cantharis ves C200 (5)** 1/12h mit **Chimaphila umbellata UT** (5) 10 Tropfen /12h

Inkontinenz	**A: Cantharis C200** (5) 1/12h **& Sabal serrulata UT** (1) 10 Tropfen /12h **Conium mac C1000** (2) nur 1/Wo geben **B: Medorrhinum C200** (3) 1/24h **Hyoscyamus niger C200** (7) 1 Gabe alle 3 Tage

Nierenarterie Stenose	**A: Staphysagria C200** (**7**) **1**/48h, 3 Mo **& Lycopodium clav C30** in Tropfen, 1/12h **B: Hamamelis virg C200** (4) & **Arnica montana C3** (1) 1/12h **& Lycopodium clav C30** (4) in Tropfen: 1/12h

Nierenleiden allgemein: Diabetische Niere bis Nephrotisches Syndrom	**A: Thuya occ C30** (7) 1/12h **& Lycopodium clav C30** (4) in Tropfen mit Wasser, 1/12h **& Bryonia alba C30** (4) wie Lycopodium **B: Eel serum C6** (7) statt Thuya alle: 1/12h **& Lycopodium C30** (4) **& Medorrhinum C200** (3) Immer erst 3 Mo Protokoll (A), dann Wechsel auf (B) **ADD:** wenn sehr viel Ödeme auftreten zusätzlich **Apis mel C6** (1) 1/8h
Niereninsuffienz, chronisch	**Medorrhinum C200** (3) eine Gabe alle 2 Tage **Lycopodium C30** (4) **& Cantharis C200** (5) abwechseln im 3 h Rhythmus (wenn machbar). Wenn die Leistung besser wird, Abstände verlängern, Medorrhinum bleibt gleich. Lycop / Canth am besten in Tropfen. Ich gebe es gemeinsam in einer Wasserflasche / h **Aconitum napellus UT** (7) 3 Tropfen ein Mal am Tag. Sobald die Funktion sich normalisiert, kann Aconitum wegfallen. <u>Juckreiz</u> **Antimonium crudum C6** (5) 1/12h <u>Polyzystose renal:</u> Idem oben, aber gegen Zysten kommt noch hinzu: **Conium maculatum C3** (2) 1/12h
Nierensteine	**A: Berberis vulg UT** (4) 5-10 Tropfen 1/12h, 3 Mo. & **Sarnaparilla C30** (4) ,1/12h für 3 Mo beide **ADD**: akute Schmerzen: **Berberis** (4) 5 Tropfen mit **Belldonna C3** (7) 10 Tropfen (in Wasser gelöst z B. 1g/10ml) **ADD**: Steinabgang in Harnwegen: **Equisetum hyemale UT** (7) 5-10 Tropfen /15 min. & **Cantharis C200** (5) 1 Gabe / 15 min.

Prostata Hyperplasie **BPH**	**A: Thuya occ C30** (7) 1 Gabe / 48h (ungrade Kalendertage) **B: Medorrhinum C200** (3): wie oben **ADD:** Blasenthematik: **Cantharis C200 (**5) 1/12h Prostatischen Miktionsbeschwerden: **Sabal serrulata UT** (1) bei 10 Tropfen zur Nacht Mindestens 3 Mo, wenn nicht besser, statt Cantharis auf **Conium maculatum C3** (2) 1/12h oder 1/8h wechseln

Zysten, Niere, Polyzystische Niere	**A: Conium maculatum C3:** 1/12h 3 Mo. Wenn nicht besser wechseln: **Thuya C30** (7) 1/12h wieder 3 Mo **B: Berberis vulgaris UT** (4) 5 Tropfen 1/12h **Conium maculatum C3** (2) 1/12h

Kapitel 10: Infekt & Autoimmun: Ende des Lebens (Typen -3- ,-7-)

Die spannendsten Mittel

NAME	POTENZ	CHARAKTER	ANWENDUNG	PRAKTISCH
Belladonna (7)	C3, C30	Hilfe!	Es droht Verlust der Kampfkraft, Widerstand	Schmerzen, Panik, Fieber
Hepar sulfur (3)	C200	Eiterblase	Infekte Phlegmone	Alles was droht schmutzig zu werden
Lachesis (7)	C200	Nerven liegen blank	Überreizt	Etwas wieder in Fluss bringen, Stockung, Enge überwinden
Mercurius vivus und cyanatus (3)	C200	Quirlig, Unruhig	Stoffwechsel anregen	Oberflächen und Immunsystem aktivieren
Stramonium (7)	C200	Leben ist Angst	Nerven verabschieden sich Strampeln, Kämpfen	NN Verklemmt, abgeklemmt, nichts geht mehr
Thuya occ (7)	C30	Knotig knorrig	Verhärtung, Funktionsverlust	Lymphknoten, Tumore, knotige Gewebe

Ein schwerer Infekt oder eine immunologische Störung können rasch das Ende des Lebens bedeuten. Daher ist die Verwendung von Mitteln der Signatur 7 häufig.

Aber alle Menschen können diese Probleme erleiden, weshalb als Begleitung alle üblichen Signaturenmittel auftreten. Man kann sagen: Stützen der Signatur, & spezifisches Mittel der Serie 7 = Infekt Therapie.

Aufgrund der Entzündung (und oft genug auch noch Blockade des Reparaturvorganges) kommen Mittel der Signatur 3 in Frage.

Dazu kommen die in diesem Werk nicht gesondert aufgeführten Nosoden. Alle Nosoden haben eine Signatur, und können signaturtechnisch eingesetzt werden.

Ich erwarte von allen Therapeuten, dass sie mit dem Einsetzen von passenden keimtötenden Mitteln vertraut sind! Zweifellos gibt es auch Prozesse, bei denen Antibiotika nicht gut greifen, aber trotzdem sollte eine deontologisch korrekte Grundhaltung beachtet werden und die notwendigen pharmazeutisch-chemischen Mittel eingesetzt werden.

Protokolle zur Anwendung bei infektiösen und autoimmunen Erkrankungen

Abszess (Brust) (z. B. Stillen) **Auch sinnvoll: Offener Mama CA**	**A: Hepar sulph C6** (3) **& Belladonna C3** (7) bei Schmerz 1/3h nach Bedarf Wenn der Abszess sich geöffnet hat: **Hypericum perf C200** (1) **& Arsen alb C200** (4) 1 Gabe zusammen, bis zu alle 3h **Calc phosp D3** (3) 1 Tabl. 1/12h **B:** mit. **Calc sulphurica D6** (7) wenn zu langsame Reaktion (ca 6 Wo) Außerdem: Hypericum C200 (1) & Ars alb C3 (4,5) & Echinacea UT (4) 5-10 Tropfen 1/12h und Arnica mont C3 (1) / Hamamelis C200 (4) 1/12h bis zu 1/3h wenn Eiter **C:** Unterstützend: **Tarentula cubensis C30** (4) 1 Gabe/4h

Bisswunden Menschl oder tierisch	**A: Hypericum C200** (1) **& Ars alb C200** (4) 1/3h bis zu einem Monat **B: Stramonium C200** (7) **& Ars album C200** (4) wie oben

Cystitis (Harnwegsinfekt, Blasenentzündung)	**A: Cantharis C200** (5) **1/12h,** steigern wenn akut bis 1/3h, zusammen mit **Chimaphila umbellata UT** (5) 10 Tropfen **& Staphysagria C200** (7) 1/alle 3 Tage bis zu einem Monat **B: Medorrhinum C200** (3) 1/12h bis zu alle 3 h **C: Stramonium C200 (**7) **& Ars album C200** (4) wie oben **ADD:** bei Bedarf verstärken mit Thuya occ C30 (7) 1/12h & Berberis vulg UT (4) 5-10 Tropfen, 1/12h

Dengue	**A: Eupatorium perf UT** (2) **& Rhus tox C30** (7) **10 Tropf 1/3h** **& Belladonna C3** (7) 1 Gabe alle 15-20 min, wenn Fieber steigt Wenn die Blutungen beginnen **Hamamelis C200** (4) **& Arnica C3** (1) **: 1/12h**

Diphterie: Streptokokken Infekt obere HNO/Rachen	**A: Diphterinum C200** (3) 1g zum Beginn **Mercurius cyanat C200** (3) in Wasser lösen, 10-20 Tropf /3h bis Fieber weg. Man kann die Kügelchen auch in Kochsalzlösung lösen und i.m. geben **B: Hepar sulph C200** (3) **& Belladonna C30** (7) 1 Gabe alle 2 h, immer abwechseln

Giardia lamblia	**A: Teucrium marum verum C200** (4) 1 Gabe ungerade Kalendertage **B: Cina C200** (7) **1/24,** Wenn sehr schlecht verdauter Stuhl, **Cina UT** (7) 10 Tropfen 1x tägl.

Gonorrhoe ("Tripper")	**A: Medorrhinum C200** (3) 1/12, auch 1/3h bei Brennen in der Harnröhre **Cantharis vesic C200** (5) 1/12h **B: Mercurius corrosivus C30** (3) 1 Gabe/3h **C: Nitricum acidum C3** (1) 1/3h **& Chimphila umbellata UT** (3) 1/12h

Grippe (Influenza) und Erkältung (“Para Influenza”)	**A: Rhus tox C30** (7) **& Bryonia alba C30** (4) 1 Gabe alle 2 h im Wechsel **ADD**: Fieber: **Belladonna C3** (7) aufgelöst in Wasser (1g/10ml), 1 Gabe /h **ADD**: Erbrechen/Übelkeit (“Sommer Grippe”): **Arsenicum alb C3** (4) aufgelöst, bis zu alle 30 min. **B: Eupatorium perfol UT** (2) **& Bryonia C30** (4), Gabe wie oben **ADD**: heftiges Nießen: **Arsenic alb C6** (4) bis zu alle 30 min **ADD**: wenn Fieber nicht sinken will: **Baptisia tinct C200** (6) **& Lycopod clav C30** (4), beide aufgelöst in Wasser, 1 Gabe täglich oder 1/12h

Herpes (simplex und zoster, Windpocken und Gürtelrose)	**A: Antimonium crudum C6** (5) 1 Gabe /3h **ADD: Belladonna C3** (7) 1 Gabe alle 15-20 min. wenn Fieber steigt, am Besten aufgelöst in Wasser (1g/10ml) **ADD:** Schmerzen / Brennen: **Hypericum** (1) wie oben, 1 Gabe/h **B: Thuya occ C30** (7) **& Ars album C200** (4) 1 Gabe alle 3 h im Wechsel bis besser, dann seltener geben **ADD: siehe oben** **ADD**: Neuralgie: Kombination von **Rhus tox C30** (7) & **Hyper perf C200** (1) 1 Gabe/3h Chronisch: **Tarentula cubensis C200** (4) 1/24h

Lupus (systemicus) (Gelenk Lupus siehe Bewegungs-apparat)	**A: Thuya occ C30** (7) 1/12h & **Hypericum perf C200** (1) 1/12h **ADD:** wenn Ulcera an Fingern/Haut: **Arsenic album C200** (4) 1/12h – 1/6h **ADD**: Gelenkschmerz: **Rhus tox** C30 (7) 1/12 – 1/6h **ADD**: bei Tachycardie: **Lachesis mutus** C200 (7) jeden 2. Tag **B: Thuya occ C30** (7) 1/12h **Lachesis mutus C200** (7) jeden 2. Tag **ADD:** wenn Anämie: **Kalium mur D3** (3) **& Ferrum phosph D3** (4) 2 Tabl. /12h

Masern (und Röteln)	**A: Bryonia alba C30** (4) 1/12, auch 1/3h **ADD:** bei Fieber: **Belladonna C3** (7), SOS bis 1/30 min. **ADD.** Husten / Schleim: **IPECA C30** (7) SOS 1/h 1/12h **B: Antimonium crudum** (5) an Stelle von Bryonia, restl gleich **ADD:** Atemwege verschleimt / (Kongestion): **Chelidonium maj D6** (6) in Tropfen, 1/2h **CAVE:** Wenn alles vorüber scheint, soll man nochmal 1 Gabe **Thuya occ C30** (7) tägl. auf 10 Tage geben

Meningitis (Hirnhautent-zündung)	**A: Belladonna C3** (7) **& Cuprum metallicum C6** (5) **& Arnica montana C3** (1) 1 Gabe jede h jeweils abgewechselt, eines nach dem anderen. **B: Apis mell C6 (**1) **und Belladonna C3** (7) im Wechsel wie oben **& Stramonium C200** (7) 1 einzige Gabe

Röteln (& Masern)	**A: Bryonia alba C30** (4) 1/12, auch 1/3h **ADD:** bei Fieber: **Belladonna C3** (7) SOS bis 1/30 min. **ADD:** Husten / Schleim: **IPECA C30** (7) SOS 1/h 1/12h **B: Antimonium crudum** (5) an Stelle von Bryonia, Restl. gleich **ADD**: Atemwege verschleimt / (Kongestion): **Chelidonium maj D6** (6) in Tropfen, 1/2h **CAVE**: Wenn alles vorüber scheint, soll man nochmal 1 Gabe **Thuya occ C30** (7) tägl. auf 10 Tage geben

Parotitis (Mumps)	**A: Mercurius vivus C200** (3) 1/12, auch 1/3h **ADD:** bei Fieber: **Belladonna C3** (7) SOS bis 1/30 min. **ADD:** schmerzhafte Hoden: **Pulsatilla C30** (5) 1/12h **B: Hepar sulphur C6** (3) an Stelle von Mercurius, Restl. gleich

Poliomyelitis (Kinderlähmung)	**A: Calc phosphorica D3** (3) 1/12h & **Cuprum met C6** (5) 1/12h **B: Symphytum off C200** (7) **& Hypericum perf C200** (1) 1 Gabe /3h im Wechsel **Calcarea phosphor D3** (3) 1/6h **C: Lachesis mut C200** (7) 1 Gabe/48h, & **Calcarea phosp D3** (3) 1/6h und **Ledum palustre C200** (4) 1/12h

Rabies (Tollwut, die virale, nicht die des Nachbarn) **Auch: Guillain Barré Syndrom** **Vorbeugung...**	**Stramonium C200** (7) **& Arsenicum album C200** (4) 1 Gabe/3h 15 Tage lang **Hydrophobium C30** (4) 1 Gabe/24h

Salmonellen Infekt	**A: Baptisia tinctoria C200** (6) **& Lycopodium clav C30** (4) 1 Gabe/12h **ADD**: Fieber über 39.5º: **Arnica mont C3** (1) **& Cuprum met C6** (5) 1 Gabe /15min, 3 Wiederholungen. Dann 1 h warten und ggfs. wiederholen. **B: Gelsemium semperv C6** (2) bis 1/3h nach Fieber **ADD**: schleichend schlechter: **Bryonia alba C30** (4) 1/12h bis 1/6h **ADD**: wenn Fieber nicht gut anspricht: **Bryonia C30** (4) wiederholen, dazu **Rhus tox C30** (7) bis zu 1 Gabe/3h und **Baptisia tinct C200** (6) 1 Gabe/24h

Tonsillitis, Abszess, Sepsis **"Mandelent-zündung"**	**A: Hepar sulph calc C200** (3) 1/12h bis 1/3h **ADD**: hohes Fieber: **Mercurius cyanatus C200** (3) **& Belladonna C3** (7) 1/3h **B: Mercurius cyanatus C200** (3) **& Belladonna C3** (7) **& Kalium mur D3** (3) alle 3 h immer im Wechsel

Thrombozyto-pänie, Idiopathische, purpura	**A: Hamaelis virg C200** (4) **& Arnica mont C3** (1) 1/12h & **Kalium mur D3** (3) **& Ferrum phosph D3** (4) 2 x 1 Tabl. **B: Crotalus horridus C6** (7) an Stelle von Hamam / Arnica, K mur und Fe phos wie oben **ADD**: bei schlechter Ansprache 1 bis 2 x 1 Gabe von **Medorrhinum C200** (3)

Warzen	**A: Antimonium crudum C200** (5) 1 Gabe /48h ungerade Kalendertage **ADD:** wenn schmerzhaft: **Hypericum perf C200** (1) 1/12h **ADD:** wenn Warzen sich flach ausbreiten: **Mezereum C200** (5) 1 Gabe/48h **& Thuya occ C30** (7) 1/12h **B: Cistus canad C200** (5) 1 Gabe /48h , im Wechsel mit **Anti crud** (5) & **Calcarea fluorica D3** (7) 1/12h & **Thuya** occ C30 (7) 1/12h

Kapitel 11: Psychiatrie (Typen -1-,-2-,-7-)

Die wichtigsten Mittel der Psychiatrie

NAME	POTENZ	CHARAKTER	ANWENDUNG	PRAKTISCH
Aurum met (1)	C30, C200	Der Lebens Baum	Aufbau Potenz Hoffnung	Antidepressivum
Aconitum (7)	UT, D4, C30, C200	Das letzte Stündlein	Heftig, akut Schmerz Kreislauf	Rettungsmaßnahme
Gelsemium (2)	C6, C200	Angespannte Erwartung	Langsam aber sicher schlechter	Kontrollverlust Aufgeben
Helleborus niger (7)	C6, C200	Langes Leben	Gedächnis, Erinnerung	Tägl. Routine bewältigen
Hypericum (1)	C6, C200	Das Arnica der Nerven	Schmerz Neuralgie Überreiztheit	Passt eigentlich immer
Lachesis (7)	C30, C200	Nerven liegen blank	Überreizt	Etwas wieder in Fluss bringen, Stockung, Enge überwinden
Sepia (2)	C6, C200	Schlapp	Unterfunktion Langsam schlechter	Prolaps, Absenkung, nicht funktionell

Anmerkungen: Siehe „Neurologie“

Psychiatrische Mittel dienen der Unterstützung bei den „Erkrankungen, die Farbe ins Leben bringen“, denn: Nicht alle Menschen sind gleich, und nicht jeder reagiert gleich auf die Belastungen des Alltags. Heute verfügen wir über Dutzende, Symptom-unterdrückende Medikamente (= antipathisch, im Gegensatz zu den sympathischen Homöopathika), aber an die Ursachen kommen wir selten heran.

Daher ist, abgesehen von den hier genannten Mitteln, immer an die Unterstützung der Signatur zu denken und die besonderen Umstände möglichst nach eingehender Analyse der emotionalen Umstände zu beachten. „Auslöser ausschalten!“ ist hier vielleicht der wichtigste Punkt.

Protokolle zur Anwendung bei Psychiatrie: psychiatrische Beschwerden

Abhängigkeit (Bitte verständig bleiben: Dies sind nur unterstützende Vorschläge!)	Alkohol: **Nitricum acidum 200CH** (1) 1/12h **Spiritus glandulis LM1** (4) 5 Tropfen 1/12h Tabak: **Staphysagria C200** (7) 1/24h **+ Tabacum C200** (7) 1/24h Heroin**: Staphysagria C200** (7) 1/24h & **Belladonna C30** (7) 1/12h Cocain: Beginnen mit: **Nitricum acidum C3** (1) später wechseln auf **Nitricum Acidum C200** & **Belladonna C30** (7) 1/12h Fresssucht: **Ignatia amara C200** (7) 1/12h, für sehr lange

Abszess (Gehirn...)	**Ruta grav C6** (1,4) & **Hepar sulph C6** (3) 1/12h ADD: Bei Schmerzen: **Belladonna C3** (7) 1/3h nach Bedarf **Calc phosp D3** (3) 1 Tabl. 1/12h **B:** mit **Calc sulphurica D6** (7) wenn zu langsame Reaktion (ca. 6 Wo) (Leichte Variante des ZNS Protokolls)

ADHS Aufmerksamkeits Defizit Hyperaktivität Bitte IMMER Signatur beachten (in Klammern 1-7) **Viele Optionen**	**A: Stramonium C200** (7) 2 Gaben/Wo bei wilden unkontrollierbaren Kindern. (Ich bevorzuge **Anacardium C200** (6)). Auf 3 Monate, dann neu beurteilen Schwerpunkt Aufmerksamkeitsverlust: **Hyosciamus C6** (7) 1/12h (Ich bevorzuge **Merc solub C200** (3), 1/12h) **& Aethusa cynapium C200** (2) alle 3 Tage 1 Gabe **Calc phos D3** (3) 1/12h & **Hyoscianus** (7) (siehe oben) **B**: statt Aethusa: **Carcinosinum C30** (7) 1 Gabe alle 2 Tage & **Calc phos**, (3) 1/12h & **Brahmi UT** (4) 5 Tropfen/12h Statt Brahmi: Hyoscyamus niger C6 (7) 1/12h und **Lachesis mut C200** (7) 1 Gabe alle 3 Tage **C: Stramonium C200** (7) 1 Gabe alle 3 Tage & **Chamomilla C30** (1); 1/12h & **Calc phos D3** (3) 1/12h

Angst	**Gelsemium C6** (2) siehe Signatur 2!) sowohl als auch **Coffea Cruda C200** (7) eine oder mehrere Gaben am Tag Bei starker emotionaler Beteiligung **Ignatia amara C200** (7) (wie oben, Wiederholung nach Bedarf)

Autismus	**A: Aethusa cynapium C200**(2) 1 Gabe alle 3 Tage & **Calc phosph D3** (3) 1/12h & **Hyoscyamus C6** (7) **B: Carcinosinum C30** (7) eine Gabe tägl. **& Calc phosph D3** (3) **& Brahmi UT**(4) 5 Tropfen /12h <u>Viele weitere Vorschläge</u>: Aethusa cynapium C200 (2) alle 3 Tage (Sig 2) & Calc phos D3 (Sig1) 1/12h & Hyosciamus C6 (7) 1/12h Stramonium C200 (7) alle 3 Tage, & Chamomilla C30 (1) 1/12h, & Calc phos D3 (3) 1/12h
Bipolare Persönlichkeits-störung	<u>Depressive Phase</u>: **Aurum metalicum C200** (1) zwei Gaben /Wo <u>Euphorische oder "wilde" Phase</u> **Hyoscyamus C6** (7) 1/12h **Stramonium C6** (7) 1/12h NIE beide Phasen gleichzeitig behandeln!
Demenz	**A: Anacardium orient C200** (6) alle 3 Tage 1x & **Helleborus niger C30** (7) als Tropfen, 1/12h **B**: **Aurum met C200** (1) alle 3 Tage **& Kalium phosph D6** (3) 2x tägl. 2 Tabl. lutschen **C: Acidum hydrocyanicum C30** (1) 1/12h & **Aconitum nap UT** (7) 3 Tropfen 1/12h
Depression (bitte vor der Wahl der Mittel Signatur beachten)	**A: Aurum met C200** (1) alle 3 Tage & **Coffea cruda C200** (7) 1/12h **B: Lachesis mutus C200** (7) alle 3 Tage & **Ignatia amara C200** (7) 1/12h **C: Hyoscyamus C6** (7) 1/12h & **Con mac C3** (2) 1 x tägl. & **Ignatia amara C200** (7) 1/12h Außerdem: **Kalium phosp D6** (3) immer zur Nacht

Desorientierung	**Helleborus niger C30** (7) 1/12h

Manisch-Depressiv	**Aurum metallicum C200** (1) 1/12h **Ignatia amara C200** (7) 1/12h

Psychische Erschöpfung	**Aurum metallicum C200** (1) 1/12h

Schizophrenie (sehr kompliziert, Vorsicht!)	**Phosphoricum acidum C200** (1) zwei Gaben / Wo **Stramonium C6** (7) 1/12h Viele weitere Variationen möglich

Schlaflosigkeit (Insomnia)	**Coffea Cruda C200** (7) nachts 1 oder 2 Gaben Alternativ (wenn geistig erschöpft) **Kalium phosphoricum D6** (3) wie oben <u>Bei emotionaler Überlastung</u>: **Aurum metallicum C200** (1) zwei Gaben /Wo Bei anhaltenden Sorgen (sich Sorgen machen) **Ignatia amara C200** (7) immer nachts geben

Schock (traumatisch)	**Ignatia amara C200** (7) 1/12h **Coffea cruda C200** (7) 1/12h bis Besserung **ADD**: Falls außerdem innere Unruhe: **Aconitum nap C200** (7) 1 Gabe so oft wie nötig

Die Banerji Protokolle in der Onkologie

Kapitel 12: Übersicht der wichtigsten Krebsmittel

Mittel	Potenz	Anwendung
Aconitum nap (7)	D4 oder UT, C200	Schmerz, **Panik, Tod**, Husten mit Blut bei Bryonia
Antimomium crudum (5)	C30, C200	Immer wenn CA durchbricht oder Haut verändert ist Hautretraktion, Brustwarze, **Orangenhaut**
Arnica montana (1)	C3, C30	**Verletzung**, Schwellung, Blut, Gefäße, Zerrung, "kaputt"
Arsenicum album (4,5)	C3, C30, C200	Magen, "**rot entzündet**" Haut, verletzt, rot, Geschwür, zur Unterstüzung, mit Ant crud
Belladonna (7)	C3	Schmerz, **Brennen**, Schwellung, Ersticken, Stau Gallenwege verstopft, Ikterus
Berberis (4)	C30	Nierenunterstützung, **Reinigung, Fascien** entlasten
Bryonia alba (4)	C30	serös, **feucht, fiebrig**. Husten mit Auswurf, schleichend
Calcium fluoricum (7)	D3, D6	viele Begleiterscheinungen, **viele Metastasen**
Calcium phosphoricum (3) (Schüssler Nr 2)	D3, D6	**Raum** ausfüllen, Knochensubstanz, Festigkeit
Carbo animalis (7)	C200	Angst, Tod, Verzweif, **Wiedergeburt**, Adenopathie
Carbo vegetabilis (7)	C200	Tod, Angst, **Sichtum**, intensives Schwitzen nachts & Albträume
Carcinosinum (7)	C30	Angst, perfektionistisch, **depressiv, Krebs**¡!
Carduus marianus (sibili) (6)	UT	Leber / Gallenschutz, **Yatrogenie**, Leberreparatur

Chelididonium majus (6)	D6	Leberschutz, **Regenerator**, Reiniger 2. Phase Ausleitung
Conium maculatum (2)	C3, C1000	Schwindel, **Paralyse, Angst**, Adenopathie
Eupatorium (2)	C30, C6	Fieber, Atemwege, Luftnot, "wiederkehrende **Erkältung**"
Ferrum phosphoricum (4) (Schüssler Nr 3)	D3 , D6	**Blutungen**, Blutverlust, Kraftverlust
Geranium (5)	UT	massive Blutung, **Urologie**
Hamamelis virg (4)	C200	**Blut** husten, immer danach. Auch Hama & Arnica 2x tägl. erwägen
Hepar sulphur calcarea (3)	C200	**Eiter**, Infekt, Lymphausdehnung, Lymphknoten, Nerv verklemmt
Hydrastis can (4)	UT, C200	schwächlich, **faulig**
Hypericum perforatum (1)	C200	Schmerzen, **Neuralgie**
IPECA (7)	C30	heftiger Husten, **Schleim** ohne Blut, Ersticken
Kalium carbonicum (4)	C200	Tumore der Lunge, überempfindl., **Hohlraum** Erguss
Kalium muriaticum/Chloratum (3) (Schüssler Nr 4)	D3, D6	Schleimhaut, Risse, Reparatur, **helle Ergüsse**
Kreosotum (6)	C200	**Schwällend, Ulcera**, Vereiterung tiefe Entzündung
Lycopodium clavatum (4)	C30	**Wasser**: in der Lunge / Pleuralerguss Ödem
Mercurius cyanat (7)	C200	dazu wenn **schmerzhafte** Schluckbeschwerden
Nitricum acidum (1)	C3	**Riss**, Verletzung Schleimhaut, blutig-rissig
Phytolacca deca (7)	C30	**Knotig, hart**, Wassersucht, Infekt, Mama, Lymphknoten
Psorinum (7)	C200; C1000	**Themen** abschalten, etwas positiv verändern (siehe passende Nososde!) Bewegung

Silicea (1)	C30	eitrig, alles **verlangsamt**, arreaktiv
Symphytum off (7)	C200	Bruch, Knochenhaut, **Enge - Knochen**
Thuya occidentalis (7)	C30, C1000 (1M)	**Tumor, besessen** von der Idee, depressiv
Veratrum album (6)	C200	Inkontinenz, Hormonschaden, "**auf und ab**"

Kapitel 13: Krebstherapie nach Banerji

Immer wieder werde ich um die Zusendung eines passenden Protokolls per Internet gebeten.

Wenn das Behandeln von Krebs so einfach wäre, gäbe es schon lange keinen Krebs mehr. So eine Bitte ist verständlich, aber naiv.

Nach unserer Auffassung ist Krebs ein multidimensionales Problem, und sollte als solches aufgefasst werden. Die Banerji Protokolle™ sind ein sinnvoller und umfassender Weg, der weltweit seine überlegene Kompetenz bewiesen hat. Tausende von vollständig geheilten Krebsfällen beweisen, dass die homöopathische Therapie die weltweit bisher einzige Behandlung darstellt, die nach Programm Krebszellen verschwinden lassen kann.

Doch leider vertrauen in Europa die meisten Menschen an erster Stelle immer noch den in den Medien angepriesenen und von Ärzten empfohlenen chemischen Therapieoptionen. Meine persönliche Überzeugung weicht von diesem Weg ab. Ich gelange mit zunehmender Zahl Patienten immer mehr zu der Überzeugung, dass die Behauptung, Krebs müsse „mit allen Mitteln zerstört und vernichtet“ werden, vollkommen falsch ist. Krebs sollte überwunden, die Auslöser abgeschaltet, der Patient (die Patientin) psychisch und emotional wiederaufgebaut werden. „Zerstörung“ betrifft nur den Körper, nur ein Gewebe, das schon krank ist!

Die homöopathische Option ist ein Schritt zur Heilung, nicht die Heilung! Weitere Überlegungen zu diesem Thema habe ich in meinem Werk „Die Krebsrevolution – Wege aus der Angst durch integrative Medizin“ (7) veröffentlicht.

Dosierung der Mittel:
Seit den Veröffentlichungen von Prof. E.S. Rajendran wissen wir: „Die Menge der Mittel ist entscheidend!“ In Indien wurden die Protokolle mit höherer Dosierung eingesetzt als in Europa. Daher sollte man, wenn man schon die Frequenz der Gaben nicht erhöht, die Menge der Dosis anpassen!

CAVE: Die Anwendung der folgenden Liste liefert einen Legobaukasten. Wie man damit umgeht, sollte aber immer noch durch eine Weiterbildung erlernt werden.

Ebenso ist es möglich, dass die Mittel in Dosierung, Kombination und Wiederholung Veränderungen unterworfen sind, da sich die Erkenntnis zur optimalen Therapie ständig weiterentwickelt. Bücher wie dieses dienen zur Unterstützung, als Nachschlagewerk und als Gedächstnishilfe, können aber eine gute Ausbildung nicht ersetzen.

Beschreibung der Natur der Mittel

Acidum nitricum 1 **"das Ätzende"** Wunden heilen lassen Unverzeihliches Verzeihen lernen Riss, Blut, ätzend	<u>Tumorarten:</u> Colon CA HNO Tumore

Antimonium 5 **"der Seeigel"** Sich anderen öffnen Vertrauen fassen Auf das Leben einlassen Grenzen finden, eine Begrenzung zulassen	<u>Tumorarten:</u> Mama CA Melanom

Arnica montana 1 **"die Sonnige"** Die gesunden Zellen nähren Kranke Zellen verbrennen Gesundheit wieder herstellen Blut: Zirkulation regulieren (heraus oder herunter regulieren)	<u>Tumorarten:</u> Angioneogenese

Camphora 6 **"der Vergiftete"** Das System entgiften Von allem Schmutz befreien Von der Vergangenheit befreien	Tumorarten: Nach Chemo

Calcarea phosphorica 1 **"die Stütze"** Sich wieder aufrichten An den eigenen Haaren aus dem Sumpf ziehen	Tumorarten: Hirn CA Knochenkrebs

Carbo animalis 7 **"die Dunkelheit"** Sich den eigenen Abgründen stellen Verluste verkraften Das Dunkle aus der Seele vertreiben "Umblättern", eine neue Seite aufschlagen	Tumorarten: Cervix CA Uterus CA

Carcinosinum 7 **"das Geschwür"** Die Todesangst aufgeben Neuen Lebensmut gewinnen Todeswunsch abschalten	Tumorarten: (alle) Mama CA Melanom Myelom Ovarial CA Prostata CA

Carduus marianus 6 **"die Stachelige"** Sich auf das Leben einlassen Gutes nicht mehr abweisen Aus der Isolation herauskommen	Tumorarten: Cholangiom Gallenwegs CA Pankreas CA

Cistus canadiensis 5 **"die Schlampige"** Süchte unter Kontrolle bringen Kontrolle über sein Leben zurückgewinnen Die Ordnung wieder herstellen	<u>Tumorarten:</u> Zungen CA

Chelidonium 6 **"der Verbitterte"** Das Leben wieder süß finden Genuss zulassen	<u>Tumorarten:</u> Cholangiom Leber CA Lebermetastasen Pankreas

Condurango 2 **"Die Giftige"** Die Süße des Lebens kosten Auf die Intuition vertrauen	<u>Tumorarten:</u> Ösophagustumor

Conium maculatum 2 **"Befleckte Tugend"** Die Seele baden Reinwaschen von Missbrauch und Ausnutzung Den Selbstwert wiederherstellen	<u>Tumorarten:</u> Cholangiom Eierstock CA Endometriose Leber CA Mama CA Niere CA Pankreas CA Uterus CA

Ferrum phosphoricum 4 **"der Krieger"** Kämpfen, durchhalten, aushalten In Bewegung bleiben Blut	<u>Tumorarten:</u> Blasen CA Leukämie Lymphome

Geranium rupertianum 5 (“Pelargonium”) **“die Mickrige”** Sein Gebiet verteidigen Um Platz und Freiheit kämpfen Träume verwirklichen	<u>Tumorarten:</u> Blasen CA Nieren CA Prostata CA

Hamamelis 4 **“die Zaubernuss”** Stress wegzaubern Sich von fremden, negativen Überzeugungen befreien Blutflüsse regulieren Pochende Adern beruhigen	<u>Tumorarten:</u> Darm CA Gallenwegs CA

Hepar sulphur calc. 3 **“Die Auster”** Eingekapselte Trauer loswerden Kummer herauslassen Probleme sichtbar machen Lösungen visualisieren	<u>Tumorarten:</u> Ausbreitung Lymphwege Lymphknoten

Hydrastis canadienses 4 **“rote Wut”** Allen Ärger loslassen Unterdrückte Wut rauslassen Kampfgeist aktivieren	<u>Tumorarten:</u> Darm CA Hoden CA Leber CA Magen CA Pankreas CA

Hyperikum perforat 1 **“der Energiespender”** Lebensenergie gewinnen	<u>Tumorarten:</u> Absterben Gangrän Nekrosen

Kalium carbonicum 4 **"die Pflicht"** Raum gewinnen Nicht nur funktionieren Teamgeist	<u>Tumorarten:</u> Bronchial CA Lungen CA

Kalium muriaticum 3 **„der Wiederaufbau"** Blockaden brechen Das "Chi" fliessen lassen Freiheit gewinnen	<u>Tumorarten:</u> Bronchial CA Schleimhäute Lymphome Leukämie

Lycopodium clavatum 4 **"Der Siegelbaum"** Die Zeit überdauern Überleben	<u>Tumorarten:</u> Ödembildung bei Krebs

Phytolacca decandra 7 **"Der gordische Knoten"** Die Knoten lösen sich auf Der materialisierte Kummer verschwindet	<u>Tumorarten:</u> Mama CA

Ruta graveolens 1 **"Das Licht"** Die Festplatte neu schreiben Vernetzung aufbauen	<u>Tumorarten:</u> ZNS

Symphytum off 7 **"Die Abwärtsspirale"** Das Mühlrad anhalten und umdrehen Gegen den Strom schwimmen	Tumorarten: Osteosarkom Knochenmetastasen

Thuya 7 **"Der Wächter"** Übergang zu Leben oder Tod Hier fällt die Entscheidung Bewahren von Werten Rückkehr vom Teilchen zur Welle	Tumorarten: Bronchial CA Lymphom Mama CA Nieren CA Prostata Ca ZNS

X Ray 7 **"der im Dunkeln leuchtende"** Erleuchtung Epigenetik Neubeginn oder Ende	Tumorarten: Nach Bestrahlung

Tumorprotokolle von A-Z

Bauchspeicheldrüse – siehe Pancreas CA

Blasen CA Sowie alle transi- torischen Tumor- Zelltypen	**A:** Thuya C30 (7)	1/8h	Tumor, besessen von der Idee, depressiv
	Carcinosinum C30 (7)	1/ 48h	Angst, perfektionistisch, depressiv, Krebs!
	B: Thuya C1000 (7)	1/Wo	wenn Thuya 30 zu langsam, zusätzlich C1000
	Nitr acidum C3 (1)	1/6-12h	wenn Riss, Blut
	C: Con mac C3 (2)	1/12h	Angst, Adenopathie
	Hydrastis can UT (4)	1/12h	schwächlich, faulig
	ADD: Geranium UT (5)	1 Dosis nach jeder Blutung	massive Blutung, Urologie
	ADD: Arnica mont C3 (1) & Hamam vir C200 (4)	Jeweils 1/6-12h	wenn viele Gefäße erkennbar werden, Angiogenese, bes. nach lokaler CHT / RT

Bronchial CA / Lunge Kleinzellig und nicht kleinzellig Alle Prozesse des Brustraumes	**A:** Kalium carb C200 (4)	flüssig 5-10 Tropfen 1/48h	Tumore der Lunge, überempfindl, Hohlraum Erguss
	Kal mur (3) D3 & Fe phos (4) D3	beide Tabl. zus. 1/12h	Ergüsse, hell, Aften, Dyspepsie
	Thuya occ C30 (7)	1/12h	Tumor, besessen von der Idee, depressiv
	B: Carbo anim C200 (7)	1/12h	Angst, Tod, Verzweif, Wiedergeburt, Adenopathie
	Bryonia alb C30 (4)	1/12h	serös, fiebrig. Husten mit Auswurf
	Aconitum nap C200 (7)	1/12h	Schmerz, Panik Husten mit Blut bei Bryonia

	ADD: IPECA C30 (7)	1x / h, nach Besserung 1x/3h	heftiger Husten, Schleim ohne Blut
	Fe phos D3 (4)	nach Bedarf	Blut husten: immer danach 1 Gabe = 3 Tabl. bei Häemoptisis
	Hamamelis C200 (4)	nach Bedarf	Blut husten, immer danach. Auch Hamam & Arnica je 1/12h erwägen
	Lycopodium C30 (4)	flüssig 1/8h 1 Gabe = 10 Tropfen	Wasser in der Lunge/Pleuralerguss Oedem

Brustkrebs (Mama CA)	**A:** Phytolacca deca C200 (7)	1/12h	Wassersucht, Infekt, Mama, Lymphknoten
	Carcinosinum C30 (7)	1x/48h	unterstützend (Angst, Perfektionismus)
	B: Con mac C3 (2)	1/12h	ZUSÄTZLICH zu den oberen beiden
	C: Thuya occ C30 (7)	1/12h	hierher wenn nach 4 Mon kein Ergebnis: NUR noch Carcin tägl. & Thuya/12h
	ADD: Psorinum C1000 (7)	flüss 1x/48h	wenn offenes Geschwür auf Haut/Orangenhaut (IMMER wenn Tumor lokal durchgebrochen)
	Antim crud C200 (5)	1/6h	Hautretraktion, Brustwarze, mit Ars alb
	Arsen alb C200 (4,5)	1/6h	siehe oben, zur Unterstüzung mit Ant cr

Gebärmutter, Eierstöcke, Cervix, Adnexe: siehe OVAR

Gallen CA / Cholangio	**A:** Carduus mar UT (6)	5-10 Tropfen 1/3h im Wechsel mit	Leber / Gallenschutz z. B. nach den Mahlzeiten
	Chelidonium maj D6 (6)	5-10 Tropfen 1/3h im Wechsel	Am sinnvollsten VOR den Mahlzeiten
Adeno CA und Obstruk Gallenblase	Con mac C3 (2)	1/8h	Gelbsucht
	ADD: Belladonna C3 (7)	3x tägl. bis alle 10 Mmn	Gallenwege verstopft, Stau, Ikterus

Gehirn Tumor	**A:** Ruta grav C6 (4)	1/12h	psychische Überlastung, Erschöpft, serös, Entzdg, überford
	& Calc phos D3 (3)	1/12h	Knochen, Erschöpfung, Energie, psora/tuberc, Lymphdrüse
	B: Ruta grav / C phosp	Jeweils 1/12h	siehe oben und dazu
	Thuya occ C1000 (7)	1x/ Wo	als flüssig, 10 Tropfen
	C: Con mac C1000 (2)	1x/ Wo flüssig	alles wie oben, und außerdem Conium 1/Wo
	ADD: Picricum acidum C200 (1)	nach Bedarf	zus. mit Bella bei akutem Kopfschmerz bis besser
	Belladonna C3 (7)	nach Bedarf	mit Picr ac, kann bei Migräne verwendet werden
	Cuprum met C6 (5)	nach Bedarf oder 1/12h	Krampfanfälle, Epilepsie, mit Arnica mont C3
	Arnica mont C3 (1)	1/6-12h	zusammen mit Cupr met bei Krampf, als Vorbeugung oder akut
	ADD: Lycopodium C30 (4)	1/6-12h	wenn Gehirnödem als flüssig, 2-3 Tr jedes Mal

	Hellebor nig C30 (7)	1/12h	wenn Konfusion, morgens und abends
	ADD: Hypericum perf C200 (1)	1/12h	immer wenn Störungen der Nervenfunktion auftritt

Hämangiom	**A:** Hamamelis C200 (4)	1/12h, 1 Jahr	
(Blutschwamm)	Arnica C3 (1)	1/12h 1 Jahr	Verletzung, Blut, Gefäße
	B: Crotalus horrid C6 (7)	1/12h für 3 Monate	Zusätzlich falls schleppend, schlechter Verschluss

Kolon CA	**A:** Nitr acid C3 (1)	10 Tropfen /3h	kann allein schon ausreichen
Dickdarm	Hydrast can C200 (4)	alle 3h	zusam. mit Merc sol hahn, wenn Nitr Ac zu schwach
	B: Conium mac C3 (2)	alle 3h statt Nitr acid	im Wechsel alle 3 h mit Hydrastis wie (A)
	C: Carbo animalis C200(7)	1/6h	statt den obigen, wenn kein Erfolg nach 3-4 Mo
	Ferrum phos D3 (4) & Calc fluor D3 (7)	2x2 Tabl. /12h	mit Carbo anim
	ADD: Veratr alb C200 (6)	nach Bedarf alle 1 -2 h	falls Inkontinenz
	Con mac C1000 (2)	flüss 1x/Woche	wenn Adenopathien, viele, hart, Ausbreitung
	ADD: Hamamelis virg UT (4)	10 Tropfen bei Bedarf	nach Blutungen ex Rektum

Knochenkrebs – Knochenmetastasen: siehe Sarkom

Larynx	**A:** Nitr acid C3 (1)	in Tropfen, 1/6h bis 1/4h	
Rachen, Hals, Stimmbänder	**ADD**: Hepar sulph calc C200 (3) & Hydrastis can C200 (4)	1/6h	Stimmbänder, starke Halsentzündung, erschwerte Atmung
	B: Thuya occ C30 (7)	1/12h	
	Kalium mur D3 (3)	2 Tabl. /6h	
	Ferrum phosp D3 (4)	2-3x 1 Tabl/24h	bei Blut
	ADD: Acon nap C200 (7) & Bryonia C30 (4)	So oft wie nötig	bei anhaltendem Hustenreiz
	ADD: Merc cyanatus C200 (3,7)	1/8h	Schluckbeschwerden, Schmerzen

Leber CA	**A:** Hydrastis canad UT (4)	alle 3 h im Wechsel Chel	jeweils 10 Tropfen
	Chelidonium maj D6 (6)	alle 3 h im Wechsel Hyd	10 Tropfen
auch bestehende Leber Metastasen	Conium mac C3 (2)	1/12h	
	B: Myrica UT (6) statt Chelidonium	Im Wechsel wie oben (A)	
	ADD: Carduus mar UT (6)	1/12h	falls Druckschmerz, Völlegefühl
	Belladonna C3 (7)	flüss 1/bis zu 10 min	wenn Stau, Schmerz, SOS Akut, ggfs. auch im Wechsel mit Carduus

Leukämie LLC/LLA	**A:** Thuya C30 (7)	1/12h	"Knoten", egal ob LL Akut oder LL Chron
Lymphozytisch Akut und Chronisch	Kal mur D3 (3)	2x 2-3 Tabl	Reparatur, zusammen mit Fe phos
	Fe phosph D3 (4)	2x 2-3 Tabl	siehe oben
	ADD: Eupatorium C3 (2)	1/12h	immer wenn Fieber auftritt
	Natr mur C30 (2)	1/24h	wenn Milzvergrößerung
	China off C30 (6)	1/24h	wenn Anämie
Akute Aktivierung:	Belladonna C30 (7)	1/12h	wenn Reaktivierung droht
	ADD: Arnica mont C3 (1) & Hamam virg C200 (4)	1/6-12h	wenn es leicht zu Blutungen kommt

Leukämie 2: LMA/LMC Myelozytisch	**A:** Na mur C30 (2)	1/24h	LM Cron 1x. wenn LM Akut öfter nehmen
	Kal mur D3 (3) & Fe phos D3 (4)	2x2-3 Tabl/24h	siehe bei LLA/LLC
	ADD: Ceanotus UT (5)	flüss 10 Tropfen 1/12h	bei Milzvergrößerung
	Carbo veget C200 (7)	1/12-24h	wenn intensives Schwitzen nachts, Albträume
	ADD: Arnica mont C3 (1) & Hamam virg C200 (4)	1/6-12h	wenn es leicht zu Blutungen kommt
	ADD: Euphatorium C3 (3)	1/12h	immer wenn Fieber auftritt

Lymphom	**A:** Belladonna C30 (7)	1/3h, im Wechsel	egal ob Hodgkin / non-Hodg
Lymphozytisch	Thuya occ C30 (7)	1/3h im Wechsel	mit Belladonna
Akut und Chronisch	Kal mur D3 (3) & Fe phosph D3 (4)	2x 2-3 Tabl	
	Carcinosinum C30 (7)	1/48h	
	B: Hep sulph C6 (3)	1/3 im Wechsel	an Stelle Belladonna, mit Thuya und K mur/Fe phos
	ADD: Hepar sulph C6 (3) & Calc fluorica	1/6-12h	wenn viele Lymphknoten
	Natr mur C30 (2)	1/24h	wenn Milzvergrößerung

Magenkrebs	**A:** Arsen alb C3 (4,5)	in Tropfen, 5-6x/24h	intensiv, heftig, reduz AZ, flüssig, 15 min. vor Mahlzeiten
	Hydras can UT / D1 (4)	1/12h	schwach, Gewichtsverlust...
	B: Con mac C3 (2)	1/12h	bei hartem Bauch, „Knoten" Adenopathie, zusätzl zu oberen beiden
	Hydrast can UT (4)	1/12h	
	ADD: Carcinos C30 (7)	1/24h	Krebs, Angst, ... Metastasen?
	Psorinum C1000 (1)	1/48h	offenes Geschwür i Magen
	B: Antim crud C200 (5)	1/6h	zusammen mit Arsen alb 200 C
	Arsen alb C200 (4,5)	1/6h	als Verstärkung, wenn schwerer Fall

Melanom	Antim crud C200 (5)	1/12.24h	Grenzen finden, sich begrenzen, abstellen
Schwarzer Hautkrebs	**ADD**: Merc solub C6 (3)	1/12h	wenn typisch Merkurial, hektisch, unruhig
& Basaliom	Symph C200 (7) & Ca phos D3 (3)	1/6-12h im Wechsel	bei Knochen MX oder drohender Knocheninvasion
& Spinozellulär	Ruta C6 (1) & Ca phos D3 (3)	1/12h	da häufige Gehirnmetastasen

Multiples Myelom	**A:** Symphytum off C200 (7)	1/12h	Knochenmark
	Hypericum perf C200 (1)	1/12h	Knochenschmerz
	Carcinosinum C30 (7)	1/48h	
	ADD: Ruta C6 (1,4) & Calc phos D3 (3)	1/6-12h	Gefahr der Ausbreitung in neurolog. Strukturen

Nierenkrebs	**A:** Thuya C30 (7)	2x tägl.	immer beibehalten
	Carcinosinum C30 (7)	1/48h	Tod, besessen
	Con mac C3 (2)	1/8h	„Reinigung“
	Hydrast can UT (4)	5-10 Tropf /8h	zusammen mit Con mac, wenn Blutung
	Berberis C30 (4)	1/12h	Nierenunterstützung, Reinigung
	ADD: Geranium UT (5)	1/12h	wenn Blutungen, für Signatur!

Oesophagus: siehe Speiseröhre

Ovar CA **Zervix, Adnex...** Nach der besten Kombination je nach Signatur suchen	**A:** Carbo animalis C200 (7)	1/8h	„Tod – Aus – Ende“
	Carcinosin C30 (7)	1/48h	Angst Perfektionismus, ...
	Con mac C3 (2)	1/12h	immer wenn Uterus betroffen ist
	B: Kreosotum C200 (6)	1/6h	Ulcera, Vereiterung tiefe Entzdg. Hormone?
	Thuya C30 (7)	2x tägl.	viele Lymphknoten
	Hydrastis C200 (4)	von 1/Wo bis 2x tägl.	mit Con mac 1000 C als Flüssig
	ADD: Calc fluor 3D (7)	2x2 Tab tägl.	viele Begleiterscheinungen, viele Metastasen
BLUT	Arnica mont C3 (1)	3x tägl.	bei Blut /Gefäßproblemen o. Schmerz, ggfs. mit Hamamelis C200 (4)

Pancreas CA	**A:** Carduus mar UT (6)	1/3h 10 Tropfen im Wechsel	Leber / Galle, mit oder ohne Mx in der Leber mit Con mac C3
& Mx	Con mac C3 (2)	1/3h im Wechsel	zusammen mit Card mar im Wechsel
	Chelidon maj D6 (6)	1/6-8h	flüssig, immer 20 min. vor den Mahlzeiten
kombinieren	**B:** Hydrastis can UT (4)	flüss 1/3h & ggfs. nach Mahlzeiten	zusätzl wenn appetitlos, zäher Schleim, Gewichtsverlust
CAVE: Leber	Hydrast & Chelidon		zusammen wenn Symptomatik es nahelegt

Prasanta sagt: „alles geben, was die Symptome verlangen“

Prostata	**A:** Thuya occ C30 (7)	1/6h	zusätzlich Blutung, Dysurie, Schmerz behandeln!
	Carcinosinum C30 (7)	1/48h	
Viele Kombinationen	**B:** Medorrhinum C200 (3)	1/12h	Infektbereitschaft, zerbrechlich, hintergründig
möglich zum	Cantharis C200 (5)	1/12h	Hohlraum (Blase), Schmerz, eitriger Ausfluss
Basisprotokoll	**C:** Con mac C1000 (2)	10 Tr 1/Wo	Flüssig, wenn zu langsame Besserung
	Sabal serrulata UT (1)	1/12h	Signatur? Prostatismus?
	Carcinosinum C30 (7)	1/48h	
	ADD: Fe phosph D3 (4)		schwache Hematurie oder Signatur 4. Wenn Geranium zu schwach: Hamamelis UT
	Chimphila umb UT (5)	10 Tr nach Bedarf	Disurie, alle 1-2 h nach Bedarf bis Ende
	Cantharis C200 (5)	im Wechsel mit Chimph	mit Chimphila 10 Tr für rasche Besserung
	Geranium UT (5)	1/h bis 1/3h nach Bedarf	wenn Blutungen, bis zu stündlich, jeder Prostata CA wenn er blutet! Auf Hamam UT wechseln, wenn Geranium versagt

Rektum & Sigma CA	**A:** Nitr acid C3 (1)	10 Tropfen /3h	kann allein schon ausreichen
	B: Hydrast can C200 (4)	alle 3h	zusam. mit Merc sol hahn, wenn Nitr Ac zu schwach
	Merc solub hahneman C200 (3)	alle 3h	im Wechsel alle 3 h mit Hydrastis
Nicht Kolon/Dickdarm Vergleichen!	**C:** Thuya occ C30 (7)	1/12h	Metastasen, Ausbreitung?
	ADD: Veratr alb C200 (6)	nach Bedarf alle 1 -2 h	falls Inkontinenz
	Con mac C1000 (2)	flüss 1x/Woche	wenn Adenopathien, viele, hart, Ausbreitung
	ADD: Hamamelis virg UT (4)	10 Tropfen bei Bedarf	nach Blutungen ex Rektum

Sarkom	**A:** Symphytum off C200 (7)	alle 3 h im Wechsel bis stabil	sobald stabil = ohne Schmerzen, reduzieren auf 1/12h
	Calc phosph D3 (3)	alle 3 h wie oben	wie oben
Und Knochen MX	Carcinosinum C30 (7)	1/48h	
	B: Ruta grav C200 (4)	statt Symphytum, weiter wie (A)	erst wechseln, wenn nach 4 Mo keine Besserung

Speiseröhre	**A:** Condurango C30 (4)	2-4 Tropfen, 1/6h	Schleim, Oesoph & Magen, Schluckbeschw flüss
Ösophagus CA	**B:** Nitr acidum C3 (1) und	flüss 2-4 Tr /6h tägl.	In der ersten Behandl Woche hinzufügen, sonst als (B) Protokoll
	Carbo anim C200 (7)	flüss 10 Tr 1/12h	Angst, Tod, WENN nach 1 Wo mit Ac nitr nicht reagiert, Carbo dazu
	C: Staphysagria C30 (7)	flüss 3-4 Tr 1/3h	wenn nach A & B Ergänzungen keine Reaktion: Stafis bis Reaktion, dann wieder von vorn anfangen

Uterus	**A:** Carbo animal C200 (7)	1/12h	Tod, Angst, Ende
Adnex Salpinguitis	Arnica mont C3 (1)	1/12h	Blut, Verletzt, (auch psych), Schmerz
Gebärmutter	Con mac C3 (2)	1/12h	Zusatzmittel, bes. bei Signatur 2, Ovar/Adnex
Auch Myome mit	**B:** Kreosotum C200 (6)	1/6h	Hormonschwäche / Hormontherapie Auslöser
flüssigen Kollektionen	**ADD**: Apis mell C 6 (1)	1/12 oder /6h	flüssige Kollektion in Eierstock oder Adnex

Vulva	Nitric ac C200 (1)	1/8h	Schleimhaut, rissig, verletzt
	Con mac C3 (2)	1/12h	
	ADD: Ars alb C200 (4,5)	1/8 h	Brennen, Schleimhaut empfindlich, Juckreiz, n Bedarf

Zunge (& Wange) Orale Schleimhäute	**A:** Nitr acidum C3 (1)	in Tropfen, 1/6h	immer hilfreich, nie wegnehmen, mindestens 1 Jahr
	ADD: Cistus can C200 (5)	1/48h	Besonders bei submand LK und Schwellungen Halsregion
	B: Merc cyanat C200 (3,7)	in Tropfen, 1/3h	
	Kalium mur D3 (3)	1 – 2 Tabl. /6h	Reparatur
	ADD: Carcinos C30 (7)	1/48h	Krebs, Angst, ... Metastasen?
	Psorinum C1000 (7)	1/48h	offenes Geschwür
	ADD: Antim crud C200 (5)	1/6h	zusammen mit Arsen alb 200 C
	Arsen alb C200 (4,5)	1/6h	als Verstärkung, wenn schwerer Fall

Metastasen siehe entsprechendes Organ, oder verwende nach Symptomen

Knochen	**A:** Symphytum C200 & Calc phos D3	1/8h im Wechsel	zusätzlich zum Ursprungsprotokoll
Gehirn	Ruta C6 und Ca phos D3	1/12h	zusätzlich zum Ursprungsprotokoll
Leber/Galle	Hydrast / Chelid / Carduus: siehe dort	1/6h im Wechsel (2x 1/3h)	zusätzlich zum Ursprungsprotokoll
Lymphe, LK, **Adenopathie**	Thuya C30 & Hepar sulph C 6	1/6h jeweils	zusätzlich zum Ursprungsprotokoll

Besondere Tumorarten

(Protokolle aus weiteren Vorträgen und aus klinischer Erfahrung von Banerji Schülern. Keine verlässlichen statistischen Daten zu diesen Protokollen verfügbar).

Anal CA	Nitricum acidum C3 (1)	1/12h	
	ADD: Aloe socotr C200 (7)	1/6-12h	bei Durchfall
	Carbolicum acid D6 (1)	nach Bedarf (bis1/h)	bei Brennen im Rektum

Appendix CA	Hydrastis can UT (4)	1/12h	
	Calc phosphor C200 (3)	1/3h	akuter Schmerz und/oder Fieber
	Silicea C200 (1)	Bei Bedarf 1/h	wenn Appendix Durchbruch droht

Neuroendokrine Tumore	Conium mac C1000 (2)	1/48h	kann begleitend eingesetzt werden bei Tumoren bekannter Lokalisation aber mit N-E Ursprung
	Thuya occ C30 (7)	1/12h	
	Hydrastis can UT (4)	5-10 Tropf /12h	

Parotida Tumor	Mercurius vivus C200 (3)	1/6-12h	
Speicheldrüsen CA	Belladonna C30 (7)	1/6-12h	

Tonsillen Tumor	Mercurius cyanatus C200 (3)	1/6-12h	
Rachenmandel CA	Belladonna C3 (7)	1/6-12h	Schmerzen
	Nitricum acidum C200 (1)	1/12h	

Ulcus durch Tumor	Carbo animalis C200 (2)	1/6-12h	
Offene Wunden	Hydrastis can C200 (4)	1/6-12h	

Vaginale Tumor Verletzung	Kreosotum C200 (6)	1/12h	bei jeder Art von Irritation oder Aussfluss

Komplikationen

Adenopathien	Hep sulph C6 (3) & Thuya occ C30 (7)	1/6h	zusätzlich zum Ursprungsprotokoll
Eiterbildung, langsame Therapie-Ansprache	Silicea C30 (1)	1/12h	kann auch bei neuer „Verschattung" des Tumors verwendet werden, zusätzlich zum Ursprungsprotokoll
Blutungen, verzögerte Ansprache auf Therapie	Hydrastis C200 (4) (ggfs. mit Arnika C3)	1/12h bis 1/3h	zusätzlich zum Ursprungsprotokoll

Nach Bestrahlung	**A:** Ruta grav C6 (4)	1/12h	zum Schutz des Kopfes
	X-ray C200 (7)	1/48h	wenn Bestrahlung in der Zeit zurückliegt (bis zu einem Jahr fortsetzen)
	Rad bromatum C30 (7)	zur Sitzung	unmittelbar vor- u. nachher
	ADD: Nux vom (4) C30	1/6-12h	Übelkeit, Appetitlosigkeit
	Fluoric acid (7) C200	1/12h	Strahlenverletzung der Haut
	Hamamelis C200 (4)	1/12h	zusammen mit Arnica bei blutenden Stellen
	Arnica mont C3 (1)	1/12h	gemeinsam bei Thrombopänie oder Gefäßverletzung
Post Chemo	**A:** Camphora C200 (6)	1 Gabe pro Woche	wenn Chemo in der Zeit zurückliegt
	Antimonium crud C6 (5)	1/12h	wenn aktuell
	Nux vom C30/Rhus venen C30 (4)	1/12h	wenn aktuell
	ADD: Colchicum C30 (3)	1/12h	wenn Anorexie/Astenie
	K mur (3) D3 / Fe phos (4) D3	2x 2 -3 Tabl.	Leukopämie, Aplasie, zusammen

Lymphadenopatie	**A:** Thuya C30 (7)	1/6h	je nach Größe/Menge bis zu 4x tägl.
	Hep sulph C6 (3)	1/6h	wenn Verd a Ausbreitung und viele Lyphknoten
	Calc phos D3	1/6.12h	wenn schmerzhaft
	B: Hydrast C200 (4)	1/12h	wenn nach Wochen kein Rückgang (flüs)
Angioneogenese	**A:** Arnica mont C3 (1)	1/6-12h	gemeinsam bei jeder Art von pathol. Gefäßveränderung

Gefäßprobleme	Hamamelis C200 (4)	mit Arnica	zusammen mit Arnica
	ADD: Lachesis C200 (7)	1/48h	wenn Gefäße verstopft sind (Ischämie, Nekrose)
Ödem	**A:** Lycopodium clav C30 (4)	1/6-12h	immer wenn Wasser/Ödem Aszites, Frequenz nach Intensität
	Bryonia alb C200 (4)	1/6-12h	wenn Lyco allein nicht ausreicht, wie oben
	ADD: Hamamelis C200/Arnica C3	1/12h	siehe oben: Gefäßverletzung, Angio-neogenese
	Rana buf D6 (2)	1/6-12h	schmerzhafte Schwellungen
Schmerz	**A:** Mag phosp D3 (5)	1 /4-12h	Erschöpfung und Schmerz
	Rana buf D6 (2)	1/6-12h	schmerzhafte Schwellung
	Opium C30 (4)	1/6-24h	Allg. Unterstützung bei Schmerz
Verwirrung	**A:** Stramonium C200 (7)	1/6-12h	n intensiver Therapie
	Hellebor nig C30 (7)	1/6-12h	sehr akut: flüssig als Tropfen
	ADD: Ars alb C200 (4/5)	1/3h	wenn aggressiv bis zu max. alle 3 h
Paralysen	**A:** Symphytum C200 (7)	1/3h	alle 3 h, abwechs mit C phos
	Calc phos D3 (3)	1/3h	zusammen mit oben abwechs
	B: Ruta grav C200 (1,4)	1/12h	wenn nach 3 Mon nicht besser

Praktische Fallbeispiele

Allgemeinmedizinische Fälle

Fall 1: Schuppenflechte (Psoriasis)

Die Schuppenflechte ist eine Schuppen-bildende, entzündliche Rötung der Haut, wobei der eigentlichen Hauterkrankung ein Juckreiz mit Rötung vorrangeht. Es kann einzelne Stellen betreffen wie „Flecken“ oder zusammenhängende Bereiche wie Ellbogen, Hautfalten, Leib oder Beine. Manchmal sind auch Hand und Fußsohlen betroffen. Bei jugendlichem Beginn entsteht außerdem gern eine Art „Gelenkentzündung“.

Diese Erkrankung wird oft von starker emotionaler Belastung begleitet sowie mit einem entsprechenden Biotyp. Es kann die Signaturtypen 1,3,5 und 7 betreffen, wobei dann die Auslöser zur Erkrankung jeweils anderer Art sind.

Unsere Patientin war 1972 geboren und Signatur 5. Psoriasis war bereits zweimal schwer aufgetreten und mit Cortison, zellunterdrückender Salbe und verschiedenen Cremes behandelt worden. Die Schuppenflechte begann üblicherweise mit „Flecken“ auf dem Leib und an den Oberschenkeln, die sich dann zu juckenden rötlichen Stellen mit kräftiger Schuppenbildung entwickelten und „auf einander zu“ liefen, um flächendeckend zu werden.

Zunächst korrigierte ich fehlgeleitete Ernährungsüberzeugungen. Ergänzend: geschwefelte Aminosäuren und Leberunterstützung z. B. mit Natrium sulphuricum Schüssler. Dann ergänzte ich Mineralstoffe: als Spurenelemente Kupfer, Zink, Eisen, Magnesium und Selen.

Therapie: Arsenicum album C200 und Hepar sulphur C200 2x täglich 1 Gabe, in akut stärker werdenden Phasen zusätzlich Antimonium crudum C6, 1 Gabe 2x täglich.

Außerdem gab ich Pulsatilla C30 immer freitags und eine Hautcreme mit Mezereum (D4) und Ringelblume UT.

Die Entwicklung war sehr zufriedenstellend: Nach 3 Monaten konnte auf jegliche Therapie mit schulmedizinischen Mitteln verzichtet werden.

P.S.: Dr. E.S. Rajendran empfiehlt als „Wundermittel" Natrum muriaticum 10M, 1 Gabe pro Monat.

Fall 2: Alzheimer / Senile Demenz und KHK, PHP

Immer wieder werden mir „Alzheimer" Patienten vorgestellt. Abgesehen von der ungeheuren „Popularität" dieser Erkrankung, kenne ich nur wenige „echte" Alzheimer, wo Unruhe, Weglaufen bei Desorientierung mit deutlichen, aggressiven Verhaltensveränderungen gepaart sind. Die meisten „Alzheimer" Patienten leiden einfach unter seniler Demenz.

Leider sind diese Erkrankungen heute bei fortschreitendem Alter, Prostatahyperplasie und Zustand nach Stentimplantation (oder Herzkranz-Erkrankung, KHK) häufig. Die am meisten betroffenen Signaturen sind 1 und 5. Im vorliegenden Fall bestand auf der Basis einer Demenz, ein „kleiner" Alzheimer, Koronarerkrankung in Behandlung mit Antiaggregation („Kinderaspirin") und Prostatavergrößerung, was zu Dauerkatheter führte.

Die schulmedizinische Behandlung enthielt alles: AAS, Magenschutz, Infektprophylaxe Blase, Antihypercholesterinämie Therapie, usw..

Das Hauptproblem war: Wenn der Patient agitierte, riss er wiederholt den Katheter heraus, was zu heftigen Blutungen ex-Urethra führte, abgesehen von häufigem Nasenbluten und Nahrungsintoleranz bei latenter Gastritis.

Wir setzten praktisch alle schulmedizinischen Präparate ab, außer sanfter Sedation und begannen mit Arnica C3, Hamamelis C200, Lachesis C200 jeden ungeraden Kalendertag. Was soll wohl bei einem über 80-jährigen, dementen Patienten Simvastatin noch ausrichten?

Wir gaben ca. 1 g Stramonium C200 und Helleborus niger C30 in eine kleine Trinkwasserflasche und gaben per Saughalm permanent davon zu trinken. Zur Stärkung der Konstitution gab ich (wie immer) Pulsatilla C30, 2 x / Woche.

Der Erfolg war sehr beeindruckend: Innerhalb einer Woche waren Strampeln, Zittern, Unruhe und Agitation verschwunden. Der Patient lebte sehr harmonisch (und sehr dement!) noch über 4 Jahre, bis er an einem akuten Atemwegsinfekt verstarb.

Fall 3: ADHS

ADHS ist ebenfalls so ein Modewort, mit dem Eltern gequält werden. Als ich in dem Alter war, muss ich auch ADHS gehabt haben. Damals hat man mit den stets den Unterricht störenden Kindern (meist wegen Langeweile) eine Arbeitsgruppe gebildet und ihnen zusätzliche, spannende Aufgaben gestellt. Heute werden Eltern oft gezwungen, einschlägige „Beruhigungsmittel" zu geben.

Ein solches Ehepaar brachte einen 9-jährigen Jungen, Signaturtyp 3 zu mir. Von Haus aus sind diese Kinder unruhig, hektisch, ängstlich, neugierig, usw..

Zunächst erklärte ich den Eltern: Solche Kinder muss man fordern, nicht überfordern. Sie können maximal 90 Minuten „stillsitzen". Dann brauchen sie 20 Minuten Bewegung. Sie müssen mit Neuem beschäftigt werden, müssen etwas erforschen und erleben, wenn möglich Haustiere halten.

Die Therapie (in diesem Fall) bestand zunächst aus dem Konstitutionsmittel Mercurius solubilis hahnemanii C30, mittwochs und samstags, Schüssler Nr. 2 (Calcium phosphoricum D3 oder D6), 2 x 2 Tabletten wenn hektisch, Schüssler Nr. 7 (Mag phosphorica D3 oder D6), wenn zu lahm, unkonzentriert, müde. In sehr hektischen Phasen gebe ich außerdem gerne Anacardium orientale C200, bis zu alle 2-3 Stunden. Ein Mittel, das bei Kindern, die abgesehen vom „pseudo-ADHS" auch noch erstaunlich ruppig und böse sein können (auch zu den Eltern!), Wunder wirkt.

Es gibt unterschiedliche Kombinationen je nach Biotyp:

Typ 3, wie beschrieben, braucht beide Eltern, möchte beachtet und geschätzt werden und muss immer etwas tun.

Signaturtyp 5 ist immer unsicher ob man sie/ihn liebhat. Mama ist sehr wichtig! Das Selbstbewusstsein muss gestützt werden! Kuscheln, Tiere, Aufmerksamkeit und niemals strafen (!) sind Grundvoraussetzungen für eine positive Entwicklung. Ihr Zaubermittel ist Schüssler Nr. 7 und Pulsatilla.

Typ 4 ist hektisch, wie „dampfgetrieben", aktiv und rastlos. Sie/er orientiert sich mehr an Papa, will „etwas leisten", bauen, basteln. Er kann zu Aggression neigen, aber nur, wenn in die Enge getrieben oder gehänselt. Nicht immer verstehen diese Kinder Spaß oder Kritik. Sie sollten in den positiven Phasen bestärkt und müssen etwas „runtergeregelt" werden, wenn sie übertreiben. Sie sprechen gut auf Autorität, Strafe und Einschränkungen an, solange dies gerechtfertigt ist. Ihr Zaubermittel ist Schüssler Nr. 3 und Lycopodium.

Alle mit den entsprechenden Mitteln behandelten Kinder verändern sich in den ersten 6-8 Wochen positiv. Wenn allerdings die Eltern die Veränderung ignorieren, und die Kinder genauso sehen wie zuvor (was leider nicht selten geschieht), fallen die Kinder auch wieder zurück in die alten Muster. Daher bestelle ich solche Patienten nach 4 und 8 Wo wieder und kümmere mich auch um die Eltern.

Auch dieses Kind hat sich gut entwickelt und in seine Schulklasse gut integriert.

Fall 4: COPD – Lungenemphysem - Lungenfibrose

In jüngerer Zeit habe ich Patienten in der Praxis erlebt, denen mit dem Erstickungstod gedroht wurde. Das muss eine neue Erfindung sein, denn Rauchen tun die Menschen seit Jahrhunderten, eine Staub-/Asbest-Lunge ist keine neuzeitliche Entdeckung und die Medikamente gegen COPD werden immer effektiver (und teurer). Panikmache gilt nicht!

Die Banerji Protokolle™ haben mehrere Kombinationen, die sehr gut gehen.

Bei meinem Patienten handelt es sich um einen ehemaligen Testpiloten für Jets und einen braven Raucher. Geboren 1949, Signatur 1. Damals wurde in der Kanzel noch reiner Sauerstoff in die Lungen gepumpt. Im Wechsel mit Zigarettenrauch eine geniale Mischung. Heute diagnostiziert man „Lungenfibrose“ oder „gutmütige, emphysematische COPD“.

Verschiedene Szenarien tun sich auf:

Bei verhärtetem Lungengewebe, genau wie bei Tumoren der Lunge, verwenden wir zunächst das „Krebs Protokoll“: Kalium carbonicum C200 alle ungraden Kalendertage, zusammen mit Kalium mur (oder chloratum Schüssler) D3 / D6 mit Ferrum phosph D3 oder D6.

Zum zähen, harten Schleim passt IPECA, Banerji bevorzugt C30, ich bevorzuge C9. Bei einem unstabilen Patienten mit ernster Prognose gebe ich natürlich immer Broncholytica, die „langanhaltenden“, solange der Patient stabil ist, und der sofortige Wechsel auf „kurzfristige“ Inhalativa /4h sobald instabil. Die korrekte Einnahme ist wesentlich, 90% der Patienten können mit der Verordnung des Lungenarztes nicht korrekt umgehen!

Basisverordnung enthält: Lachesis C200 ungrade Kalendertage, Kalium iodatum C6 und bei Atemnot Aconitum. Man kann die Tropfen D4 (nach Bedarf bis zu alle 30 Minuten) einsetzten oder vorsorglich Aconitum nap C200 /12h geben.

Der beschriebene Patient ist seit mehreren Wintern stabil, bei regelmäßiger Einnahme der atemwegserweiternden Medikation plus dem BP™. Entgleisungen im Sinne von Exazerbation pflegen etwa ein Mal im Jahr zufzutreten und verlaufen ohne größere Komplikationen. Er raucht allerdings auch „brav“ weiter...

Fall 5: Diabetes mellitus

Der DM tritt bei Jugendlichen immer häufiger auf. Ursachen sind nicht näher bekannt, man vermutet, die Früherkennung sei besser geworden.

In dem von mir behandelten Fall handelte es sich um eine Jugendliche von 12 Jahren, mitten im maximalen Stress, „Pubertät“ und Umzug nach Spanien, andere Sprache, neue Schule. Das Leben war schrecklich „kompliziert“ geworden. Die Jugendliche zeigte ein altersentsprechendes Entwicklungsperzentil um 10 (von 90), also altersentsprechend unterwentwickelt.

Ihre Signatur war „3“, also eher leicht zu beeinflussen, unsicher, eher unruhig und ängstlich statt sicher und entschieden. Wir gaben von Anfang an das Konstitutionsmittel Mercurius solubilis hahnemanii C30, mittwochs und samstags.

ED (Erstdiagnose Diabetes): Nov 2017. Schulmedizinische Therapie: Glucose Messonde, Insulinpumpe, Schulung zur Eigenkontrolle. Insulingaben vor den Mahlzeiten nach 3 Monaten entsprechend der Messwerte. Langsame Besserung, von Glu 600 mg/dl auf Glu zwischen 120 und 275 mg/dl.

Beginn der BP™ Behandlung 03/2018. Hellonias C200 2-5 Tropfen 2x täglich und Cefalandra indica UT, 2 – 5 Tropfen, bei 2 Tropfen beginnend, dann nach Ergebnis langsam steigernd. Zur Aktivierung er biologischen Entwicklung die Hormon-stimulierenden Mittel Bromum C6 1/12h & Iodium C200 1/12h.

Nach der ersten Gabe Cefalandra fiel der Glucosepegel um 200 mg/dl! Die Eltern erschraken und stellten die Therapie ein. Mit Überredung und Vorsicht behielten wir Bromum/Iodium bei und begannen mit Hellonias, 2 Tropfen. Nach 3 Wochen konnte die Tagesration Insulin von 36 auf 12 Einheiten gesenkt werden. Mit der Gabe Bromum/Iodium startete die körperliche Entwicklung (Regelblutung, Wachstum) enorm durch. Der (geschätzte) Perzentil von 10 stieg in 3 Monaten auf etwa 75. Die Kollegen im Uni-Klinikum betrachteten dies als Folge der hohen Blutzuckerwerte.

Nach 6 Monaten wurden regelmäßig jeweils 2-3 Tropfen Cefalandra und Hellonias /12h gegeben. Mittlerweile fielen die Dauerkontrollen Blutzucker immer ähnlich aus, bei meist unter 175mg/dl Glucosepegel. Ich hielt die Insulingabe für unnötig und riet zu abwartender Grundhaltung mit Kontrollen in größeren Abständen.

Die Eltern folgten nach ca. 1 Jahr erfolgreicher, homöopathischer Behandlung den Empfehlungen des Uniklinikums.

Fall 6: Hashimoto

Die Erkrankungen der Schilddrüse (SD) steigen ebenfalls auf der Popularitätsskala. Einige Kollegen sind der Überzeugung, es handele sich um Folgen bestrahlter Ernährung, andere finden, es sei einfach Stress. Die SD ist der „innere Taktgeber", unser Rhythmus. Wenn der verloren geht, treten SD Fehler auf.

Auch soll der Mangel an Iod typisch sein, und geringe wöchentliche Gaben von Iod helfen der SD, im Takt zu bleiben. Überlastungen durch z. B. algenhaltige Nahrung oder belastete Fischzucht als Nahrungsquelle ist nicht zu empfehlen.

Beim „Hashimoto" geht es aber um eine Autoimmunerkrankung. Ebenfalls ein Thema der modernen Welt: Wo wir uns ständig bedroht fühlen, nehmen derartige Erkrankungen zu, allerdings hauptsächlich bei den Biotypen 1, 4 und 5.

Meine Patientin, geboren 1968 und Signatur 5, litt seit etwa 6 Jahren unter auf- und abschwellender SD-Fehlsteuerung. Sie war 2 Jahre lang mit unterdrückender Therapie behandelt worden, danach erhielt sie 2 Jahre lang L-Thyroxin.

Wir begannen die Behandlung mit dem klassischen Hormonregulans: Bromum C6, in diesem Fall in Kombination mit Iodium C200, beide 2 Gaben am Tag. Dazu gab ich Stramonium C200 (innere Unruhe, Zittern der Hände) 1x täglich vor dem Frühstück 3 Monate lang und Stafisagria C30 nachts im Bett (Albträume, unruhiger Schlaf) auf 8 Wochen.

Nach 6 Monaten konnte L-Thyroxin ausgeschlichen werden. Wir hielten wöchentliche Gaben von Iod bei. Ich bestand auf autogenem Training zur Entspannung. Nach einem Jahr stoppte ich die Bromum/Iodium Gaben. Das Problem scheint seitdem behoben.

Krebstherapie

Jeder Arzt hat seine besonders schönen Erfolge, auch bei Tumorleiden. Das Ungewöhnliche an den Banerji Protokollen™ ist die Geschwindigkeit, mit der das tumorale Thema sich verändert, und das verdutzte Gesicht der Radiologen, wenn sie nicht mehr finden, was 4 Monate zuvor noch da war. Leider wird dabei nicht immer dem Patienten gesagt, dass sich der Krebs verbessert hat: Es glaubt keiner an eine Besserung! Worte wie „hier hat sich der Tumor regressiv verhalten, aber in den Lymphknoten finden sich Vergrößerung und Ausbreitung…“ sind nicht selten. Ich kann das gut verstehen: In der Krebs(vor)-Sorge ist jede Nachricht zunächst einmal eine schlechte Nachricht, dann hat man die volle Aufmerksamkeit des Patienten.

Unsere bisherigen Ergebnisse zu etwas über 200 Fällen liegen statistisch bei 65% Stabilisierung. Ich pflege zu sagen: „Sie müssen lernen, „mit“ dem Krebs alt zu werden, wenn sie ihn schon nicht mehr vollkommen abschalten können. Aber alt werden können Sie!“

Die Banerji Protokolle werden im deutsch-sprachigen Raum erst seit 2016 systematisch angewendet, eine „5-Jahres Statistik“ kann es noch nicht geben. Aber in Spanien haben wir schon länger Erfahrung, und können ein paar schöne Beispiele geben.

Fall 7: Sigma Karzinom

Erstdiagnose (=ED) Jan 2017, geb. 1958, Signatur 6, Therapie: chirurgisch

Bis zu 80% unserer Patienten haben zum Zeitpunkt der Konsultation bereits eine schulmedizinische (SM) Therapie hinter sich. Man hat sie sofort operiert, überwiesen, vorsorglich bestrahlt. In praktisch 100% der Fälle wurde ihnen gesagt „wenn Sie das nicht sofort tun, sind Sie in (wahlweise 3-6) Monaten tot“. Zum Zeitpunkt, als ich studierte, waren solche Worte aus ethischen und moralischen Gründen verboten. Hat sich das geändert? Ich empfinde so etwas als „Nötigung“, zumal es in den allermeisten Fällen nicht wahr ist!

Zwei Monate nach der OP wurde eine Kontroll CT bei unserem Darmkrebs-Patienten vorgenommen. Die Radiologen hatten den Eindruck, es könne ein lokales

Rezidiv vorhanden sein und empfahlen eine weiterreichende Ausräumung des linken Darmabschnittes mit künstlichem Darmausgang. Der Patient erschien lieber bei uns.

Wir behandelten mit Hydrastis can UT, Carbo animalis C200, Ac nitricum C3, Carduus marianus UT, Fe phosph D3 und Ca phosph D3. Als Ausgleich zum Biotyp setzte ich Veratrum album C30 ein. Bereits 6 Monate nach Beginn der Behandlung konnten radiologisch und analytisch keine Besonderheiten im Bauchraum mehr gefunden werden.

Die bisherige Entwicklung über 2 Jahre ist stabil: keinerlei Anzeichen auf Lymphknoten oder Lokalrezidiv, alle biologischen Marker und Analysen sind normal. Es treten jetzt wieder die alters-typischen Abnutzungsprobleme auf, aber von Krebsleiden keine Spur.

Fall 8: Ösophagus Karzinom

ED 09/2014, geb. 1950, Signatur 2, Therapie: Chemotherapie

Die Patientin war ein Jahr nach Beendigung von 6 Zyklen CHT, im Januar 2016, zur Kontroll PET erschienen, wo man ihr eröffnete, es handele sich wahrscheinlich um ein Rezidiv oder um einen neuen Tumor am Mageneingang. Es bestanden mindestens 2 positive Lymphknoten, und man befürchtete eine Obstruktion der Verdauungssäfte zwischen Pankreas und Dünndarm.

Die Patientin erschien bei uns und erhielt: Condurango C30, Ac nitricum C3, Hydrastis can UT, Carbo animalis C200, Chelidonium D6. Wir empfahlen eine Behandlung zur Ausleitung mit homöopathischen Komplexmitteltropfen, sowie Infusionen aus denselben Mitteln. Wir änderten die Ernährung. Da die Patientin vom Typ 2 war, gab ich außerdem Conium mac C3.

Nach einem Jahr zeigte die neuerliche PET eine Stagnation. Der Allgemeinzustand war stabil, die Patientin hatte etwa 8 kg zugenommen.
Nach einem weiteren Jahr wurde die Erkrankung als „stable disease, Regression?“ eingestuft. Heute, nach 3 Jahren Banerji Protokoll, haben wir die Therapie auf Condurango Conium und Chelidonium reduziert.

Fall 9: Mama Karzinom

ED 03/2013. Geboren 1959, Signatur 7, Therapie: Operation und Bestrahlung & Aromatasehemmer

Diese Patientin erschien bei uns, nachdem ein Jahr nach OP, Aromatasehemmer und Bittermandelextrakt, im Jan 2015 eine CT den Verdacht auf Knochenmetastasen des Mamakarzinoms aussprach.

Dabei ist es fast schon ein festes Muster, dass es nach Verwenden der Aromatasehemmer zu Blockaden im Knochenaufbau kommt, die parallel mit Bis-Phosphonaten behandelt werden, statt mit Ersatzhormon, unabhängig, ob der Ersttumor hormonabhängig war oder nicht. (Wobei auch diese Feststellung der „Hormonabhängigkeit" die berühmte Frage nach „der Henne und dem Ei" aufwirft: Was war zuerst?).

Wir behandelten mit Phytolacca C200 (das einen natürlichen Hormonblocker auf Brustgewebe enthält, aber nicht die Androgenisierung in den Körperhormonen auslöst). Dazu Carcinosinum C30, aufgrund des Verdachtes auf Knochenmetastasen Symphytum C200 und C phos (Schüssler Nr. 2), Thuya occ C30 und Hepar sulphur C6.

Ich empfahl wieder Ausleitung (mögliche Schwermetallbelastungen), und außerdem machte die Patientin 6 Monate Misteltherapie.

Bei einer Kontrolle nach 2 Jahren (2017) waren alle biochemischen Parameter im Normbereich, die Knochen ohne jede Auffälligkeit. Regelmäßige Kontrollen der Tumormarker zeigen Minimalwerte. Auch über die letzten 2 Jahre, in denen schon keine Therapie mehr durchgeführt worden ist, traten kein Rezidiv oder Metastasen auf.

Fall 10: Appendix Karzinom

ED 02/2013, Therapie: Entfernung des Blinddarms, Signatur 1

Der damals 81-jährige Patient erlitt einen Blinddarmdurchbruch, wobei als Ursache ein „Appendix-Karzinom" entdeckt wurde. Das Tumor-Board empfahl nach der OP die rechte Hemikollektomie, Bestrahlung, ggfs. Chemo, je nach Anzahl der positiven Lymphknoten.

Ich führe dies aus unterschiedlichen Gründen hier auf: Erstens, weil man sich bitte vorstellen mag, wie ein 81-Jähriger eine Hemikollektomie finden soll. Zweitens, weil das Ausräumen der Lymphknoten in einem solchen Alter mit Sicherheit zu massiven Problemen im Bauchraum führt. Drittens, weil eine nachfolgende Bestrahlung (wahlweise auch vor OP) meistens ein großes Problem der Blase und weiterer Unterleibsgewebe nach sich zieht, alles zusammen ein massiver Verlust von Lebensqualität in dem Alter!

Viertens höre ich immer öfter von diesem Tumortyp. Man glaubt, dass der Blinddarm ein Immungewebe sei, dass gestresst ist bei falscher Ernährung, Überlastung durch manipulierte Nahrungsmittel, Schwermetalle, Darmunverträglichkeiten, Collitis, usw..

Also liegt der Verdacht nahe, dass ein Blinddarmtumor nichts mit Darmkrebs zu tun hat, sondern eher eine Art „Lymphoider Tumor" ist, der nicht zwingend mit Entfernen des Darmes behandelt werden muss. Auch andere Arten von „Lymphoiden- und neuro-endokrinen- Gewebetypen in tumoraler Entartung" finde ich immer öfter in den Pathologieberichten meiner Patienten, was auf die Unverträglichkeit der Nahrung und das Abwehrsystem deutet.

Wir behandelten mit Arnica mont C3 und Hamamelis C200, Acidum nitricum C3, Hydrastis can C200, Thuya occ C30 und Hepar sulph C6. Wir nahmen 3 Monate lang Ausleitungen per Tropf vor. Wir korrigierten die Nahrung und empfahlen Vermeiden von Gluten, Paprika, Tomatenhaut und keinerlei Milchprodukte.

Nach 2 Jahren setzten wir das BP™ runter auf Arnica, Hamamelis, Thuya und Carbo animalis C200. Nichts weiter.

Heute ist der Patient klinisch unauffällig, führt ein normales, selbstständiges Leben, und erfreut sich des 87. Lebensjahres. Ich bezweifele sehr, dass dieser Patient bei der Wahl einer schulmedizinischen Behandlung diese Lebenqualität bekommen hätte.

Homöopathie 2.0 - „Auf neuen Wegen“

Als wir vor drei Jahren durch die Arbeit mit den Banerjiprotokollen auf die Veröffentlichungen von Professor Rajendran[(11)] stießen, konnten wir vor Begeisterung zunächst unseren Augen nicht trauen.

Da war er endlich, der Beweis, dass Homöopathie kein Placeboeffekt ist, und dass es sich dabei auch nicht um „Information“ oder wie auch immer geartete „Wellen“ eines nicht nachweisbaren Effektes handelte. Über 200 Jahren Wissen um die Wirkung, doch bisher ohne Antwort auf die Frage des „Warum?“ scheinen überwunden. Die mittlerweile auch in anderen Ländern nachvollzogene Datenflut[1], die uns das Elektronenmikroskop in Kombination mit dem Massenspektrometer liefern konnten, lassen sich in wenigen aber bedeutenden Punkten zusammenfassen:

1. Homöopathische Mittel sind genauso materieller Art wie schulmedizinische Mittel.
2. Die Dimension der Teilchen liegt nicht im gewohnten, messbaren Milli- oder Mikrogramm Bereich, sondern im Nano Bereich. Somit ist Homöopathie eine biologische Nanowissenschaft, die sich der gleichen Hilfsmittel bedient wie auch die industrielle Nanoforschung.
3. Die äußere Form der Teilchen ändert sich je nach Verdünnung, so dass jede Potenz tatsächlich ein eigenes Heilmittel mit unterschiedlicher Wirkung darstellt.
4. Auch die atomare Zusammensetzung zeigt sich in unterschiedlichen Potenzen unterschiedlich, wobei gilt, dass die C30-er Potenz oft die geringste Variabilität an Inhaltsstoffen aufzeigt, und somit „charakteristischer“ für das Mittel ist, während mit zunehmender Potenz immer mehr Elemente aus dem Periodensystem auftauchen, wodurch das Mittel komplexer wird.
5. Es gibt Potenzen, bei denen kaum Teilchen sichtbar werden, Potenzen, die üblicherweise in der Medizin nicht verwendet werden. Hier scheint der Welle/Teilcheneffekt zu wirken, wie Feynman schon zum quantischen Verhalten der Materie im Nanobereich angemerkt hat.

---

[1] Prof. Rajendran hat Projekte zur Bestätigung seiner Ergebnisse in Südafrika, Saudi-Arabien und in der Türkei begleitet und nachmachen lassen.

6. Bei homöopathischen Komplexmitteln kann man sehen, dass sich die Teilchen nicht vermischen, sondern unterschiedliche Form und Größe beibehalten, die unterschiedliche Heilaufgaben durchführen können. Somit liegt ein objektiver Beweis auch für die Anwendbarkeit von homöopathisch hergestellten Komplexmitteln vor.
7. Die Potenzierung von LM Potenzen bringt gleichmäßigere, regulärere, vorhersehbarere Veränderungen als die C Potenzen. Schon in der LM1 kann man viele homöopathische Anwendungen erkennen.
8. In Wasser aufgelöste, homöopathische Mittel erhalten ihre original Nanopartikel Struktur, zeigen sich stabil und sind universell einsetzbar.

Die sich aus dieser Forschungsarbeit ergebenden Konsequenzen sind vielschichtig. Wir können das „Placebo Dogma“ verabschieden und müssen nicht mehr an die Wirkung „glauben“. Homöopathie gehört zur Medizin und somit zu den Naturwissenschaften (siehe Annex 1).

Apotheker, die den Patienten eine andere Potenz mitgeben, verändern die Anwendungsindikation[2]. Dies ist besonders wichtig zu berücksichtigen, wenn wir mit Banerjiprotokollen arbeiten, wo öfter mal unbequeme Potenzen auftauchen wie C3 oder C200.

Potenzen jenseits der C30 sollten nicht mehr als „Hochpotenzen“ betrachtet werden, sondern als „komplexere Potenzen“. Die Studien zeigten, dass es zwei ähnliche Entwicklungskurven in den Potenzstufen gibt: von C6, C30 auf C200, und eine Wiederholung (wie das Auftreten einer neuen Welle von Elementen) zwischen 1M, 10M und CM. Bei LM Potenzen ist die Entwicklung des Mittels „mehr vorhersehbar“, „linearer“: meist sind LM6 Nanos kleiner und vielseitiger als LM1, wiederum zeigt LM12 kleinere Nanos und ist breiter aufgestellt in der Elementkomposition als LM6, und so weiter.

Banerjiprotokolle sind Kombinationen von Mitteln, die eine Krankheit an mehreren Stellen gleichzeitig angehen. Besonders bei Krebs, wo wir schnelle Ergebnisse brauchen, haben sich bestimmte Kombinationen als höchst wirksam erwiesen.

---

[2] Die EU hat beschlossen, dass homöopathische Mittel “ohne Indikationsangaben sind”. Dies geschieht nur aufgrund der Komplexität der unterschiedlichen Potenzen und der nicht 1:1 zuweisbaren Ergebnisse. Aber die Studien von Prof Rajendran zeigen deutlich: Wir brauchen eine neue Pharmakodynamik der Nanostoffe.

Weltweit gibt es über 200 richtungsweisende Veröffentlichungen über die Struktur, Komposition und mögliche Beteiligung von nano-großen Homöopathika in der Stoffwechselregulation der Zellaktivität. Doch wer geglaubt hat, dass die klassische Homöopathie sich über solche Erfolge freut, hat weit gefehlt!

Die Homöopathen „glauben“ nicht an die Teilchennatur der Mittel. Sie haben sich mit der rein „geistigen“ Natur der Homöopathie längst arrangiert. Viele Kollegen haben ihre Erfahrungen und Glaubensinhalte mit der täglichen Praxis gleichgeschaltet, und bemühen sich nicht um Beweisführung. Noch schlimmer finde ich es, wenn trotz sich verdichtender Ergebnisse aus Grundlagenforschung zur neuen Nanomedizin viele Homöopathen sich in ihrem individuellen Überzeugungsuniversum einigeln und fest dabei bleiben, Homöopathie sei nur eine Frage der richtigen miasmatischen Analyse.

Es geht mir wie einst Galileo vor dem Fernrohr, wo ich den Repräsentanten der Homöopathie ebenso wie den Skeptikern zurufe:

„Aber meine Herren, so werfen Sie doch einen Blick ins Elektronenmikroskop, und trauen Sie ihren Augen! 280 Bilder, die jeden Monat durch neue ergänzt werden, können nicht alle „fake“ sein!“

Doch als Antwort bekomme ich: „Wir lesen seit 200 Jahren Hahnemann, da steht alles, was wir wissen müssen. Er kannte kein Elektronenmikroskop, dann braucht man das wohl nicht.“ Leider lesen sie dann auch noch den veralteten Hahnemann aus der 5. Auflage des Organon oder der 1. Auflage der chronischen Krankheiten, und nicht das 6. Organon, das erst 1929 auftauchte, als sich die homöopathischen Schulen schon längst etabliert hatten. Denn erst im 6. Organon lässt Hahnemann auch Komplexmittel zu.

Galileo Galilei bekam 1609 zu hören, dass alles Wichtige schon bei Platon stehe. So betreiben heute viele lieber Hahnemann-Exegese wie die Bibelforscher oder die Ausleger des Talmud, statt zu akzeptieren, dass sich jede Wissenschaft weiter entwickeln muss, wenn sie ernst genommen werden möchte.

Die gleichen Klassiker lehnen auch Kombinationen von Mitteln ab oder gar gleiche Kombinationen bei gleichen Diagnosen aber unterschiedlichen Patienten. Das geht gegen die Individualisierung und gegen die Einzelmittelhomöopathie. Da diese

Haltung langsam zu einem Dogma avanciert zu sein scheint, sind die Ergebnisse der Forschung auch nicht auf Homöopathiekongressen zu finden. Offenbar ist eine lebendige Diskussion unerwünscht.

Prasanta Banerji hatte es uns schon vorhergesagt: Sein Leben lang musste er mit Homöopathen kämpfen, während normale Schulmediziner oder sogar Onkologen seine Mittel einfach ausprobiert haben. Schließlich braucht man keine 2000 Mittel nachzuschlagen oder Patientensymptome zu repertorisieren.

Ermutigend für uns ist, dass sich über die Banerjiprotokolle eine ganz neue Gruppe von Anwendern der Homöopathie gebildet hat, die sich daran freuen, Menschen auf so wirksame Weise helfen zu können. Zusammen mit den aufgeschlossenen klassischen Homöopathen, die die Banerjiprotokolle ihrer Praxis hinzugefügt haben, hegen wir die Hoffnung, dass die Homöopathie in Zukunft einen ganz neuen Stellenwert in der Medizin einnehmen wird, vielleicht sogar, wie in Indien, gleichberechtigt neben der Schulmedizin.

Danksagungen

An erster Stelle möchte ich Dr. Prasanta Banerji für seine Großzügigkeit und liebevollen Unterweisungen in seine Medizin danken. Auch wenn er nicht mehr unter uns weilt, bin ich überzeugt, er begleitet uns im Geiste. Auch die ganze Familie, allen voran Pratip, haben mich immer herzlich und entgegenkommend behandelt, und mich angehalten, am Projekt „Krebsrevolution Deutschland (Österreich und Schweiz)“ weiter zu arbeiten.

An zweiter Stelle danke ich meiner Familie, besonders Michaela, Kerstin und Thomas, die es möglich gemacht haben, mit Seminaren und Buchveröffentlichungen unsere Entdeckungen weiterzugeben. Ohne sie hätte ich schon aufgegeben!

Außerhalb dieser beiden Gruppen verdanke ich den begeisterten Kollegen und Mitstreitern alles, was nötig ist, um die Banerjiprotokolle ins Leben zu bringen:

- Florian Schimmitat und Dr. Norbert Kriegisch, die nach Kalkutta aufbrachen, um die Pharmakologie der BP™ in Europa korrekt umsetzen zu können.
- Frau Dr. Nimisha Parek („Narajani remedies“) für ihre Initiative, die Banerji Protokolle zu ergänzen und ihr Drängen, dieses Buch endlich zu schreiben, „...even if I won´t be able to read it in German“!
- Herrn Dr. Stoeteler für seine Initiative und Begeisterung, die Banerjis nach Europa zu bringen.
- Frau Dr. Gothe für die Information aus Bad Bellingen.
- Prof. Rajendran für die Teilnahme am „2. Krebsrevolution Kongress“ mit seinen Bildern, seinen Veröffentlichungen und Erklärungen zu einem neuen Verständnis der Homöopathie. Ihm verdanke ich auch den Begriff zur biologischen Therapiealternative: „Die kommerzielle Medizin“.
- Gertrud Cordes für die Verfügbarkeit ihres einzigartigen Gesundheitshotels „Stellshagen“, wo wir zum ersten Mal, quasi „stationär“, Patienten behandeln konnten.
- Dr. Michael Radecki, der schon immer an mich geglaubt hat.
- Daniela Saegert (von „Alkimia.de“), die Therapeuten und Patienten mit passenden Materialien zur Signatur versorgt.

Meinen ganz innigen Dank an alle, die mit ihrer Teilnahme an der Verbreitung des Wissens beteiligt sind, und darunter besonders diejenigen, die Banerjiprotokolle anbieten und aktiv Daten sammeln, indem sie Menschen helfen. Darin liegt der Sinn dieser Arbeit: Danke!

Annex

Annex 1: Literaturverzeichnis und Referenzen

1. Banerji, P; Banerji, P: „The Banerji Protocols - A New Method of Treatment with Homeopathic Medicines“, Ed. PBHRF, Kalkutta, 2013, ISBN 978-93-80813-21-9
2. Banerji,P; Campell, D; Banerji,P: “Cancer patients treated with the Banerji Protocols: A Best Case Series program of the Nat. Cancer Institute, USA”; Oncology Reports, 20, p69-74, 2008 (69)
3. https://cam.cancer.gov/indentifying_novel_cam_therapies/best_case_protocol.htm
4. “A protocol of ultradilute medicines for application in space missions and extraterrestrial settlements”, Rutgers University, “Symposium on Lunar Settlements”, June 2007
5. Boiron / CEDH: „Veröffentlichungen der Mitschriften der Seminare Madrid & Barcelona & Malaga“ von 2005 bis 2012
6. Corty, M; Dane, M: „Lebendige Paracelsusmedizin“, Narayanaverlag, Kandern, 2011, ISBN 978-3941706705
7. Corty, Miguel; „Krebsrevolution, Wege aus der Angst durch integrative Medizin“, Europaverlag, München 2016, ISBN 978-3-95890-048-6
8. Dane, M: „Heilgeheimnisse des Paracelsus“, 2. Aufl. Ed. Winterworks, Borsdorf 2019, ISBN 978-3-96014-566-0
9. Hahnemann, S, “Organon der Heilkunst”, Originalgetreuer Nachdruck der 6. Auflage”, Neuauflage Narayana Verlag Kandern 2011
10. https://dvd-wissen.com/shop/komplettpaket-des-kongress-die-krebsrevolution-banerji-protokolle-mit-dr-prasanta-banerji- Aufzeichungen der Vorträge „Krebsrevolution – Der Kongress 1“ 2017 „DVD Wissen“
11. Narajana Verlag: Mitschriften des Banerji Seminars „Banerji Protokolle bei Krebs“, Bad Bellingen“ 2012
12. Paracelsus: „Sämtliche Werke“, „Aschner Ausgabe“ (nach der Huserschen Gesamtausgabe von 1589-1591), Fischer Verlag Jena, 1926
13. Parekh, Nimisha; „Additional Banerji protokols from the clinic“, Ed. transforminghomeopathy@gmail.com; Nimisha Parekh, 2019
14. Rajendran, E.S.; „Nanodynamik“, Ed. Winterworks, Borsdorf, 2019, ISBN 978-3-96014-551-6
15. White, Jeoffrey, M.D., of NCI, is coordinating activities with the homeopathic practitioners from India and is trying to identify research groups they can work with. Dr. White has already made good contacts in Bombay and is trying to find a similar situation in Calcutta. Dr. White is looking for MDs or RNs to track patients who visit the homeopathic clinic under consideration in India.Dr. Kail noted that most on the panel are from conventional research institutions and were struck by the success of some CAM therapies, such as homeopathy. Additional NACCAM members who volunteered to join this subcommittee are Mr. Williams, Ms. Holloran and Drs. Ramirez, and Standish.
16. Vgl. www.krebsrevolution.de, www.heptopathie.de
17. „The Answer to Cancer – Der Andere Weg”, Film von Susanne Aernecke
18. Scholten, Jan: “Homöopathie und die Elemente”, Stichting Alonissos, ISBN 9074817076

Einige "papers" zur Thematik:

19. Efficacy of two commonly used potentized homeopathic drugs, Calcarea carbonica and Lycopodium clavatum, used for treating polycystic ovarian syndrome (PCOS) patients: II. Modulating effects on certain associated hormonal levels (Debarsi Das et al; K'Pubs 2016; Feb, 6(1): 7-7)
20. Protective potentials of a potentized homeopathic drug, Lycopodium-30, in ameliorating azo dye induced hepatocarcinogenesis in mice. (S Pathak et al, Mol Cell Biochem 2006; Apr;285(1-2):121-31)
21. Evidence in support of gene regulatory hypothesis: Gene expression profiling manifests Homeopathy effect as more than placebo. (S K Saha et al; International Journal of High Dilution research 2013; Vol 12 No 45)
22. A homeopathic nosode, Hepatitis C30 demonstrates anticancer effect against liver cancer cells in vitro by modulating telomerase and topoisomerase II activities as also by promoting apoptosis via intrinsic mitochondrial pathway (J Mondal et al, Journal of integrative medicine 2016; Vo 14 (3), 209-218)
23. Potentized homoeopathic drugs act through regulation of gene-expression: a hypothesis to explain their mechanism and pathways of action in vitro. (A R Khuda Buksh, Complementary therapies in medicine1997; Vol5 (1);43-46)
24. Phenotypic evidence of ultra-highly diluted homeopathic remedies acting at gene expression level: a novel probe on experimental phage infectivity in bacteria. (Santu Saha et al, Journal of Chinese integrative medicine 2012; 10(4):462-70)
25. Condurango 30C induces epigenetic modification of lung cancer-specific tumour suppressor genes via demethylation. (A R Khuda Buksh, Sikdar S. Complementary medicine research 2015; 22:172-179)
26. Efficacy of a potentized homeopathic drug (Arsenicum-Album-30) in reducing cytotoxic effects produced by arsenic trioxide in mice: IV. Pathological changes, protein profiles, and content of DNA and RNA. (Kundu S N, Complimentary therapies in medicine 2000; 8(3):157-65)
27. Homeopathic Thuja 30C ameliorates benzo(a)pyrene-induced DNA damage, stress and viability of perfused lung cells of mice in vitro.(Mukherjee A. Journal of integrative medicine 2013; 11(6):397-404)
28. Ultra diluted plant extract of Hydrastis canad and Marsdenia condurango induce epigenetic modifications and alter gene expression profiles in HeLa cells in vitro. (Santu Kumar Saha, Sourav Roy, Ansiur Rahman Khuda-Bukhsh; J of Integrative Medicine; www.elsevier.com/locate/issn/20954964
29. http://www.mdanderson.org/patient-and-cancer-information/care-centers-and-clinics/specialty-and-treatment-centers/integrative-medicine-center/index.html

30. Integrative Nanomedicine: Treating Cancer With Nanoscale Natural Products : Iris R. Bell, MD, PhD, United States; Barbara Sarter, PhD, APRN, FNP-C, United States; Mary Koithan, PhD, RN, United States; Prasanta Banerji, FMIH, India; Pratip Banerji, MD(Hom), India; Shamini Jain, PhD, United States; John Ives, PhD, United States
31. Pathak, S, Multani, AS (MD Anderson Cancer Centre, Houston) Banerji, Prasanta: "Ruta 6 selectively induces cell death in brain cancer cells but proliferation in normal peripherical blood lymphocytes: a novel treatment for human brain cancer", International Journal of Oncology, Oct 2003
32. Frenkel, M, et at „Cytotoxic effects of ultra-diluted remedies on breast cancer cells", International Journal of Oncology, 36, 395-403, 2010

Annex 2: Übersicht über die konsultierten WEB Seiten

Es existieren endlos viele Internetseiten zum Nachschlagen bestimmter Mittel. Die Zitate und Zusammenfassungen, die ich in diesem Werk verwendet habe, stammen aus folgenden Internetadressen:

https://www.narayana-verlag.de/materia-medica/
Vollständige Beschreibung, Auszug nach Constantin Hering

https://www.globuli.de/einzelmittel/
Nicht so gelungene Beschreibungen

www.hallo-homeopathie.de
Niederpotenzen... Gute Charakterisierung

www.homeopathieinformation.at
Hilfreich, ganz OK

https://www.yamedo.de/heilverfahren/homoeopathie/materia-medica/
Nett

https://www.homoeopathie-online.info/
Kurz und bündig, lässt Wünsche offen

http://www.simillimum.net/
Traditionell, vollständig

https://www.homoeopathie-heute.de/homeopahtische_mittel/
Hilfreich, recht vollständig

https://heidak.ch/wp-content/uploads/
Schöne Übersicht mit spagyrischen Hintergründen zum Wesen und Transformation

https://www.homoeopathie-homoeopathisch.de/homoeopathische-mittel/
Niederpotenzen und Metalle, hilfreich für Einsteiger

https://www.lifeline.de/therapien/homoeopathie/wirkstoffe/
Liest sich wie ein Beipackzettel

http://www.homoeopathie-fuer-berlin.de/
Schöne praktische Anleitung nach Symptomkomplexen

https://www.hallo-homoeopathie.de/mittel
Liebevolle private Seite mit praktischen Hinweisen

https://unesdoc.unesco.org/ark:/48223/pf0000229411
Kommuniqué zur Anerkennung und Anwendung der traditionellen Medizin

Index der Themen in der Allgemeinmedizin